補完・代替医療

バイオフィードバックと リラクセーション法

アイ・プロジェクト統合医療研究所所長
ナチュラル心療内科クリニック院長 　竹林直紀【編著】
関西医科大学心療内科学講座研究室長　神原憲治【著】
関西医科大学心療内科学講座研究員　　志田有子【著】

金芳堂

序

　近代西洋医学以外の医療としての補完・代替医療（Complementary and Alternative Medicine：CAM）への関心が，近年欧米を中心として世界的に高まってきており，従来の医療システムにCAMの安全性と有効性を検証しながら取り入れていく統合医療（Integrative Medicine）という新しい概念も注目されている。実際，米国国立衛生研究所National Institutes of Health（NIH）の国立補完代替医療センター（National Center for Complementary and Alternative Medicine：NCCAM）の2009年度の年間予算は約1億2千6百万ドル（約120億円）にも及んでおり，CAMの基礎研究や臨床応用や教育に対する本格的な取り組みがすでに始まっている。このような中で，バイオフィードバックやリラクセーション法は，NCCAM分類の中の"Mind-Body Interventions（心身相関に基づく介入）"という領域の中に"Mind-Body Methods（心身医学療法）"の一つとして分類されている（http：//nccam.nih.gov）。これまでにも，従来の医療を補助する治療法として研究や臨床応用が試みられてきたが，薬物療法や手術などによる他者療法が医療の中心となる現代医学の中においては，セルフコントロールが重要視されるこのようなアプローチが認知され広がることは難しかった。このような状況の中で，近年バイオフィードバックやリラクセーション法が再び注目されるようになってきた背景には，生活習慣病など多くの慢性疾患がストレスの影響を受けているということが研究により明らかになってきたということが考えられる。すなわち，心身のストレス反応としての交感神経系の慢性的な緊張状態が内分泌系や免疫系にも影響を与え，結果的にさまざまな症状や病態を引き起こしているのである。そうであれば，治療的アプローチの選択肢として，自律神経系の働きを自らコントロールするバイオフィードバックやリラクセーション法が有用であるということも十分根拠があると言えよう。
　本書では，心身のリラクセーション反応を自ら起こす手法として，バイオフィードバックや自律訓練法などのリラクセーション法を用いた実

際のアプローチについて紹介する。バイオフィードバックについては，単にリラクセーションの方法を学習するだけでなく，さまざまな自律反応や筋肉の緊張弛緩反応を随意的にコントロールすることが可能であるため，リハビリテーション領域や看護領域などでも，適切な筋緊張の再学習を目的に用いられている。そのため，CAMに分類されることに違和感を持たれるかもしれない。他の心理療法や行動医学的アプローチにおいても，しばしばCAMに分類されることが認められる。このことは，心身二元論に基づく近代西洋医学の枠組みにおいては，身体の症状や病態に対しては身体に直接アプローチすべきであり，心理的アプローチやリラクセーション法は心理的問題に対してのみ効果があると考えられていたためである。

　病気は苦痛や不快感を伴う極めて主観的体験である。客観的に観察される検査データは，単に身体面の異常という一側面しか実はとらえていないにもかかわらず，あたかもそれがすべてかのような錯覚をしてしまったところに近代西洋医学の大きな問題点がある。たとえ身体疾患に対する薬物療法や手術が必要である場合でも，その人にとっては「病（やまい）」の体験としての苦痛や苦悩に伴う自律神経系・内分泌系・免疫系などのストレス反応が起こっているという事実を考えるなら，バイオフィードバックやリラクセーション法などを併用することでよりその苦悩が改善される可能性があるということを理解していただけるであろう。多くのCAMが，自然治癒力を高めることで症状や病状の改善が期待できるとしているのも，このリラクセーション反応をより効果的に起こす要因が含まれていることが影響している。

　以上のようなことから，本書で紹介するバイオフィードバックやリラクセーション法は，通常の近代西洋医学や他のCAMに併用することで，これまで以上に効果を上げることも可能となる。21世紀になった現在は，心身二元論により分けられてしまった心と身体を再び統合していく時代と言えよう。バイオフィードバックやリラクセーション法はそのための強力な方法論を提供してくれるのである。

2011年1月

竹林直紀

目　次

A　総論

1　補完・代替医療としてのバイオフィードバック
（竹林直紀）　2

1．補完・代替医療の医療モデル ………………………………… 2
2．システム論的健康観 …………………………………………… 3
3．バイオフィードバックの医療モデル ………………………… 4
4．臨床精神生理学 ………………………………………………… 6
5．臨床バイオフィードバックの実際 …………………………… 7
6．リラクセーション反応とセルフコントロール ……………… 8

2　ヘルスプロモーションとバイオフィードバック
（志田有子）　11

1．健康とは何か？ ………………………………………………… 11
　1 死因構造，平均寿命の変化と健康の関係について　11
　2 これからの健康とは　11
　3 健康の評価　14

2．健康とセルフケア行動 ………………………………………… 15
　1 わたしたちの行動とセルフケアの重要性　15
　2 健康とバイオフィードバック　16

3．ヘルスプロモーションにおけるバイオフィードバックの活用法と
　　バイオフィードバックの意義 ………………………………… 17

B 各論

1　バイオフィードバック　　　（神原憲治）　22

1．バイオフィードバックとは ………………………………………………22
　① バイオフィードバックとは　22
　② バイオフィードバックと「からだ」　23

2．バイオフィードバックの対象と心身症 …………………………25
　① バイオフィードバックの対象　25
　② 心身症　27
　③ 心身相関とバイオフィードバック　28

3．バイオフィードバックの方法　29
　① バイオフィードバックのシステム　29
　② バイオフィードバックの種類　33
　③ バイオフィードバックで用いられる精神生理学的指標とその特徴　33
　④ バイオフィードバック機器の実際　40
　⑤ バイオフィードバックの手順　41

4．バイオフィードバックの作用機構 ……………………………………42
　① 心身症の病態とバイオフィードバック　42
　② 末梢の機能的病態とバイオフィードバック　43
　③ 背景に存在する自律神経系などの病態とバイオフィードバック　44
　④ 心理・行動・認知面の病態とバイオフィードバック　44
　⑤ 心身相関の病態とバイオフィードバック　46

5．バイオフィードバック臨床の実際 …………………………………46
　　1 ストレス・プロファイル（Psychophysiological Stress
　　　 Profile：PSP）　46
　　2 心療内科における気づきに重点をおいたバイオフィード
　　　 バック　52
　　3 症例 1　顎関節症（心身症）　53
　　4 症例 2　痙攣性発声障害　56
　　5 バイオフィードバックの特徴のまとめ　58

6．身体感覚・感情の気づきとバイオフィードバック ………………60
　　1 アレキシサイミア（失感情症）とアレキシソミア
　　　 （失体感症）　60
　　2 身体感覚の気づきに関する研究　62
　　3 気づきへのプロセスとバイオフィードバック　63

2　リラクセーション法　　　　　　　　（志田有子）66

1．リラクセーションとは …………………………………………………67

2．リラクセーションの効果と活用 ………………………………………67

3．リラクセーション法の実際 ……………………………………………68
　　1 呼吸法　68
　　2 自律訓練法　69
　　3 漸進的筋弛緩法　71
　　4 ダイナミックフローストレッチ　72

4．リラクセーション法とバイオフィードバックの併用について ……74
　　1 リラクセーションプログラム　75
　　2 症例　緊張型頭痛　77

3 臨床バイオフィードバックと認定制度
（竹林直紀） 81

1．臨床バイオフィードバックセラピスト …………………………………81
　① 米国でのバイオフィードバック認定制度　82
　② BCIA 認定ガイドライン（ブループリント）　85

2．統合医療におけるチーム医療 ……………………………………………90

3．日本における臨床バイオフィードバックの可能性 ……………………91

おわりに …………………………………………………………………………94
［資料］ ……………………………………………………………………………97
欧文索引 …………………………………………………………………………99
和文索引 …………………………………………………………………………100

総論

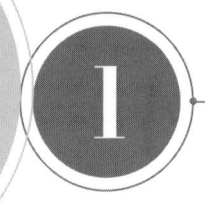

補完・代替医療としてのバイオフィードバック

1 補完・代替医療の医療モデル

　近代の医療技術は，17～18世紀に提唱されたデカルトによる心と身体は別であるという「心身二元論」を元に，病気は機械の故障のように肉体の中に原因があり，修理と同様に治療できるという考え方を基にして発達してきた。そして，客観的で再現性があり個別的でなくすべてに共通した普遍的な部分が重視され，臨床においてもっとも大切な情報である個別性，心理，社会性，人間性といった曖昧な要因を切り捨てることにより，病気の原因が明らかになり治療ができると考えられてきた。このような生物医学モデル（biomedical model）に対して，1977年にEngelにより提唱された生物心理社会モデル（biopsychosocial model）[1]では，人間を心理的，社会的要因も含めた多因子が関与する存在としてとらえ，切り離された個々の因子の実態よりも，全体としてのシステムや各因子間の相互作用と関係性に重点が置かれている。心身医学やCAMにおいては，この新しい医療モデルに立脚した理解が必要となってくる[2]。バイオフィードバックにおいても，生体外に人為的に作られたフィードバックループを介して，生体内の生理反応に介入し変えていく手法であることから，この医療モデルに基づくアプローチと言える。また，バイオフィードバック装置が単独で治療をするのではなく，それを操作する治療者との治療関係の中でその効果が左右されるため，通常の薬物療法のように薬という物質が病気を治すという考え方では評価が困難となる。

2　システム論的健康観

　1937年にオーストリアの理論生物学者Bertalanffyにより，すべての生物は細胞から生態系，自然環境，宇宙に至る他とのつながりの中でお互いに影響しあっているという階層的な開放システム open system として見る『一般システム理論』が発表された。これは，生命現象はその性質がそれ以上小さな単位の性質に還元することができず，全体として統合された関係性の中で意味を持つという考え方で，哲学や社会学・経済学などの世界でも同様の理論を適用することができる[3]。

　システム論的観点から見ると，病気は健康を維持している全体のシステムが乱れて生じると言われている。すなわち「個人」「社会」「生態」という3つの系に大きく分けられる層状構造において，相互に影響しあうダイナミック（動的）な関係性の中で病気や健康を考えていくのである。近代西洋医学の問題点は，この3つの系の内，「個人」レベルに重点を置きすぎたことであろう。しかも，身体と精神を別々に取り扱ったため，全体としてのシステムが見えにくくなってしまったのである。実際の治療のプロセスが，人と人とのコミュニケーション（治療関係）というきわめて精神的側面が基本となっているにもかかわらず，身体面のみを，他との関わりを無視した閉鎖系 closed system として，病気の原因は身体を構成している組織や細胞や遺伝子などにあるという要素還元主義的アプローチにて研究している限り，出てきた結論は実際の臨床現場で見られる現実からかけ離れたものとなってしまう。このことは，たとえば「プラシーボ効果」に対する現代医学的考え方の中に認められる。通常プラシーボ効果という言葉を用いる場合，ポジティブな要因としてではなく，否定すべきマイナス要因としての意味合いで使われてきた。しかし，このプラシーボ効果は古代の治療やシャーマニズムでは効果的に利用されてきたものであり，現代医療の世界でも，意識するしないにかかわらず臨床現場ではごく日常的に起こっているのである。プラシーボ効果とは，言い換えると他との関係性の中で引き起こされた脳の反応（意識）が自律神経系，免疫系，内分泌系を介して身体に影響を及

ぼす「精神生理学的身体反応」であり，医療においては程度の差はあれ必ず認められている反応と言えよう。ところが20世紀に発達した近代西洋医学は，薬などの物質が病気を治すと誤解したことで，関係性による治療効果への影響としてのプラシーボ効果を重視してこなかった。いかに効果的にこの反応を利用するかが，アートと表現されている治療関係における全人的関わりであり，古来のシャーマンや名医と言われている人達はこの効果を最大限に利用してきたのである。CAMを用いる統合医療の臨床では，このようなシステム論的観点からの「関係性」を基本とした理解がとくに重要である。近代西洋医学のすべての治療法の治療効果は，実際には治療関係や家族関係，社会や環境との関わりといった「他との関係性」の影響を受けているのである[4]。

3　バイオフィードバックの医療モデル

　従来の医療が，要素還元主義的考え方を中心にして医療専門家による他者治療にて障害を取り除くということを目標にしてきたのに対して，バイオフィードバックの医療モデルは，これまで述べてきたようにシステム論的考え方に基づく生物心理社会モデルであると考えられる。したがって実際の臨床応用の方法についてもその医療モデルに基づいた手法を採用する必要がある。ところがこれまでは，薬物療法など化学的に均一化された物質が生体内に入り変化を引き起こすといった場合と同様の研究手法を採用してきたため，心理社会的背景などの個別性要因はできるだけ排除されるような研究デザインが用いられた。すなわちバイオフィードバック装置によるフィードバック訓練の治療効果は，誰でも同じ装置を使えば同様の効果が期待できるという前提のもとに議論が進められてきたのである。ところが実際には，バイオフィードバック訓練による心身の反応を自宅や職場での日常生活の中でも習慣化していくプロセスの中では，本人の動機づけをいかにして高めるかといった要因が結果を大きく左右することが多い。たとえば，毎回のセッション時間や期間，フィードバック方法，料金，併用するリラクセーション法など実に

さまざまな要因が実際には影響してくる。また治療者側の要因として，治療への動機づけを高めるような熟練したコミュニケーションスキルを持っているかどうか，患者の心理社会的背景などの情報を理解し心身相関に基づく精神生理学的病態理解がどこまでできているか，バイオフィードバック装置をどこまで使いこなしているか，などが治療結果に大きな影響力を持っていると考えられる。バイオフィードバックの臨床研究の難しさは，このような実にさまざまな要因が関わっている治療環境をどのように評価するのかといった方法論が確立されていないことが一つの原因となっている。現在行われている臨床研究の大部分は，このような多くの要因の中から意図的に選択された組み合わせによる「特定の条件」においてのみ認められた結果であり，それをもってバイオフィードバックの一般的な有効性について結論を出すことはできない。そのため，バイオフィードバックの臨床応用を進めていくためには，ある一定の知識と技術を持った専門家が，特定の条件の組み合わせによる治療計画に基づき，ある特定の病態に治療的介入を行うということを繰り返していくプロセスの中で初めて評価が可能となる。現実には非常に難しいが，バイオフィードバックの有効性を検討するためには，そこまで行った結果としてのデータを共有し比較することが重要となる。このように多因子が複雑に影響しあっているバイオフィードバックの臨床現場において，その実情を考慮せずバイオフィードバック装置によるフィードバック訓練の身体反応の効果のみに焦点を当てている限り，実験モデルとしてのバイオフィードバックの世界から抜け出ることはできず臨床応用が広がっていくことは困難となる。このような問題の解決方法の一つとして，米国では応用精神生理学や臨床精神生理学といった枠組みの中でバイオフィードバックを考えてきたという歴史的背景があり，日本での臨床応用を考えていくうえで参考になると思われる[5]。

4 臨床精神生理学

　臨床精神生理学とは，心理的・身体的疾患や症状の評価・治療・予防として，認知・行動・支持的療法などの心理的手法と，バイオフィードバック・リラクセーション法・理学療法などの精神生理学的手法を組み合わせた専門領域を示す言葉である。実際には，症状や病状に伴う生理学的変化をバイオフィードバック装置を利用して評価し，その結果をフィードバックすることで心身相関への気づきを促し，バイオフィードバック訓練と各種リラクセーション法を組み合わせながら実際に生理反応をより好ましい状況に変化させる方法を学習することを目標とする。そのための専門家を Clinical Psychophysiologist（いわゆるバイオフィードバックセラピスト）と言い，学会や各種教育機関でその養成を行っている。このように，医療におけるバイオフィードバックの応用が，米国では『臨床精神生理学』という枠組みで広く行われているのである。この他にも，健康医学・予防医学領域におけるバイオフィードバックの応用として，学校での健康教育に取り入れてリラクセーション法を習得し，ストレス対処能力を高めたり，教育やスポーツの領域でピークパフォーマンスを向上（各自の学習・運動能力を最大限に引き出す）させたりするために用いられている。たとえば，スポーツ選手や宇宙飛行士のトレーニングや一般企業での社員の仕事効率を上げる目的で，バイオフィードバックが用いられているのである。このように広範な領域での応用が期待でき，これらを一括して『応用精神生理学』と表現している。すなわち，基礎科学や保健医療の立場から，心理的身体的機能を改善するために必要な自己制御（セルフレギュレーション）技術や行動を研究・応用していく学問領域として位置づけられ，その中の医療現場での応用を臨床精神生理学としている。しかし日本においては，応用精神生理学や臨床精神生理学という言葉は一般的ではないため，筆者は『臨床バイオフィードバック』という表現を用いている[5]。

5　臨床バイオフィードバックの実際

第1段階：ストレスプロファイルの測定
　筋電位・末梢皮膚温・容積脈波・心電図・皮膚電気活動・呼吸・脳波などの生理指標を，多チャンネル測定装置で同時測定しながら計算やイメージなどによるストレス負荷をかけ，その変化を観察する。たとえば，暗算などの認知的ストレスにより，末梢皮膚温が低下したり肩や後頸部の筋電位が増加するといった変化が観察されたりする。これらは，各個人によって異なったパターンをとり，治療経過とともに変化していく。

第2段階：心身相関への気づきを促す
　ストレスプロファイルの測定結果を，患者自身にその場でフィードバックすることにより，身体の生理反応が心理的な影響を受けているということを，視覚的・直感的に理解できるように促す。このことは，ストレス関連疾患や生活習慣病など慢性疾患のセルフケア導入に必要なモチベーションを引き出すことを可能とする。

第3段階：セルフコントロール法の指導
　呼吸法・自律訓練法・筋弛緩法・瞑想などのリラクセーションおよびセルフコントロール法の導入が，第1～2段階の過程を経ることで容易になる。また実際の訓練指導においても，生理機能を同時測定することで，実際に身体レベルでもリラクセーションが得られているかどうかが確認できる。たとえば，自律訓練法でリラックスできていると主観的には感じていても，客観的には末梢皮膚温の低下や肩や後頸部の筋電位の増加などが観察された場合，自律訓練法の習得が不十分であるということに気づくことができる。

第4段階：フィードバック訓練
　各自に特徴的な生理学的ストレス反応（ストレスプロファイル）の中から1～2種類の生理指標を選び，リアルタイムで測定信号をアニメーションの動きなどでフィードバックして，そのコントロールを試みる。その場合，第3段階で述べた各種セルフコントロール法を併用し，より

好ましい生理的変化を引き起こすよう繰り返しバイオフィードバック訓練を行う。

第5段階：自宅での練習

　最終的には，バイオフィードバック装置を使わずに日常生活でセルフコントロール可能となることが目標となる。その過程においては，各自に合ったセルフコントロール技法を練習していくことが重要である。バイオフィードバックによる生理機能の変化の確認は練習継続へのモチベーションに大きく影響するため，その効果的なフィードバック方法の検討が重要となる。

　バイオフィードバックの臨床応用における重要なポイントは，この手順の中の第5段階である「日常生活への一般化」である。すなわち第1から第4までの段階は，5番目の日常生活への一般化のための準備ということができる。最終的に，リラクセーション法を健康法として日常生活の中に定着させたり，より好ましい行動変容を引き起こしたりすることができるかどうかが臨床バイオフィードバックセラピストの腕の見せ所であり，バイオフィードバックはそのための一つのツール（道具）に過ぎないのである[5]。

6　リラクセーション反応とセルフコントロール

　バイオフィードバックの応用範囲が広い理由は，病気の原因を突き止めてそれを除外するという従来の医学的モデルではなく，前述してきたような各自が本来持っている治癒プロセスをいかにして促すかという，治癒系指向の患者中心医療モデルに基づいたアプローチであることによる。そのため，検査で異常を見つけて診断名がつかない場合でも症状や病態の改善が期待できる。すなわち，臓器別に病態を考えるのではなく，自律神経系・内分泌系・免疫系といった身体のすべての臓器を結びつけているネットワークシステムを，より健康的な状態に変え維持していくための自己制御（セルフコントロール）の方法を学習していくのである。

この考え方に基づき，最も随意的コントロールが可能な神経系（とくに自律神経系）に自らアクセスし変化させていく手法が，バイオフィードバックや各種リラクセーション法と言える。生理学的には，ストレス反応としての交感神経系優位の状態とリラクセーション反応としての副交感神経系優位の状態が，日常生活の中でバランスよく切り替わっている状態がいわゆる「健康」を維持するために重要となる。病気の発症に影響するものとして，遺伝素因と環境要因とストレスの3つが重要であるが，この中のストレスによる影響を軽減する手法としてバイオフィードバックやリラクセーション法が非常に有用である。他の補完・代替医療においても，この自律神経系のバランスを回復することが，治癒メカニズムにおいて中心的役割を担っている。長期間にわたるストレスにより，交感神経系優位の身体反応が学習されてしまい固定化した結果，さまざまな症状や病状を引き起こしていると考えると，副交感神経系優位の状態で心身の疲労回復が促されるリラクセーション反応を意識的にトレーニングすることで，本来の自律神経系のバランスを取り戻すことが可能になる。このようにバイオフィードバックやリラクセーション法は，ストレスの影響が考えられるあらゆる病態に有効である。しかし，この方法は学習理論に基づく行動療法でもあるため，毎日の日課として継続することが前提条件となる。そこに専門家としてのセラピストの役割の重要性がある。すなわち，本人のモチベーションを高めてセルフコントロール法を継続し，日常生活での他の健康行動をも促すためには，認知療法的側面をも要求される。このように，バイオフィードバックやリラクセーション法を認知行動療法という枠組みの中で用いることが，臨床精神生理学領域においては重要となってくる。そのため，セラピスト自身のコミュニケーションやカウンセリング能力が必要不可欠であり，このことがバイオフィードバック装置やリラクセーション技法そのものの有効性としては評価が困難となる大きな要因でもある。

参考文献

1 ）Engel GL : The need for a new medical model : A challenge for biomedicine. Science 196 : 129–136, 1977.
2 ）中井吉英，福永幹彦，竹林直紀，所昭宏：心療内科と精神科の診療分担，連携のありかたと今後の課題—心身医学の医療モデルの視点より．日本心療内科学会誌 5（3）: 25–29, 2001.
3 ）中村友紀夫：生命，新版パラダイムブック．日本実業出版社，東京，126–215, 1996.
4 ）竹林直紀，福永幹彦，中井吉英：代替医療における臨床研究の考え方．治療 84（1）: 102–106, 2002.
5 ）竹林直紀，神原憲治，三谷有子，中井吉英：臨床精神生理学の可能性～研究から実践への架け橋～．バイオフィードバック研究 32 : 27–32, 2005.

2 ヘルスプロモーションと バイオフィードバック

1 健康とは何か？

1 死因構造，平均寿命の変化と健康の関係について

　長年，医療は病（illness）と死から免れることを目的に発展し，その病の本体を疾病（disease）に求め診断，治療法などが大きく発展してきた。また，死因構造の歴史を見てみると以前多くを占めていた感染症や急性疾患に代わって，第2次世界大戦以降，がんや脳血管系疾患，心疾患，糖尿病などの生活習慣病が大きな部分を占めるようになり，同時に日本国民の平均寿命も大幅に伸びてきた。しかし，死因構造が変化し，早期の死亡率の低下や平均寿命の成長，治療法の発展といった環境の大きな変化があるにもかかわらず，病院を受療する人の数は変化しなかった[1]。同時に，疾病は認められないが，だからといって快調でもないという「半健康人」と呼ばれる状態の増加についても注目をあびるようになった[2]。なぜこのような状況となったのかを考えるには，さまざまな理由が考えられるが，1つに私たち自身の健康の考え方，とらえ方に変化が起きたことが考えられる。そこで，次では，これからの健康とはどのようなことなのかを述べる。

2 これからの健康とは

　今，自分自身の胸に手をあてて考えていただきたい。「自分が健康である」とはどのような状態をイメージし，評価しているであろうか。

健康について新しい見方，考え方を最初に示し，大きなインパクトを与えたものとして，WHO（世界保健機関）が1946年に発表した健康についての提言がある。そこには「健康とは，単に疾病がないとか虚弱でないではなく，身体的にも精神的にも，さらに社会的にも完全に良好な状態をいう」と示されている。これは，健康は身体的状態だけでは決まらず，精神的・社会的な状態も考慮される必要があるという，健康のトータル的な見方，考え方を示したものとしてたいへん意義のあるものであった。その後，1989年には，「健康とは，完全な肉体（physical），精神（mental），spiritual及び社会的（social）福祉のDynamicな状態であり，単に疾病又は病弱の存在しないことではない」との定義改正もあった。

　これは分かりやすく言うと，どのようなことなのだろうか。たとえば，生活習慣病の患者を例に考えてみよう。従来までの糖尿病患者へのアプローチでは，身体的な診察を行い，投薬，血糖値を指標に生活習慣指導を行うという形であろう。血糖値が安定すればその人は健康的になったと判断される。一見，これは十分な治療法，解決法に見える。しかし，生活習慣病の患者数は増加の一途をたどっている。この原因には環境の変化，食生活の変化などさまざまな理由はあるだろう。しかし，これ以外にもいくつかの理由が考えられる。生活習慣病の患者は，生活習慣をうまくコントロールできなかったことから発症に至るケースが多いことから，患者はまず従来の生活習慣を振り返り，行動変容する決断をまずは要する。生活習慣を正し，努力し継続するなかでバロメーターにしているものは血糖値などの数値だけになっていないだろうか。症状が慢性化すると自分がどうなりたいのかという感覚が薄れることはよくある。そして，ただただ日々測定する数値の変化に一喜一憂し，今までの努力を無にしてしまうのである。

　ここで大切になるのは，身体的状態だけではなく，精神的・社会的な部分を含めて「何を，どのように達成することで自分が達成感を得られそうか，そして，そうなるために今の自分はどうか，これから何が必要か」を自らが設定し，1つ1つのプロセスを感じながら臨むことであ

る。

　また，治療者側の患者の気持ちに寄り添う努力不足もあげられるだろう。誰しも症状が慢性化すると，自分がどうなりたいのかという感覚が薄れることがあると前述したが，この際患者の望むイメージを妨げているものは何なのかを患者とともに考えることが必要である。たとえば，うまくコントロールできない自分へのイライラ，今後自分はどうなっていくのかという不安など，精神的な要因が妨げている場合も多いだろう。以前，私が経験した症例の1つに，このようなケースがあった。発症以来，家族も患者の回復に非常に協力的であるにもかかわらず，継続できないケースである。患者はこのように話した。「私は，家族にも恵まれ金銭的にも恵まれ幸せ。そんな状況なのに，血糖値すら自己管理できない。情けない」。この症例から学べることは，患者の回復には，単に身体的状況（血糖値）だけに焦点をあてるだけではなく，患者の中にある無力感（精神的な要因）や社会的な要因（家族との関わり方）といった調整がより必要となる場合があるということである。このケースでは，まず血糖数値を中心とした関わりではなく，患者の中にある無力感を和らげるために「1日の中でできたと思うことリスト」を毎日日記のように書いてもらうことを継続してもらった。その結果，自然と心身ともに健康な状態を回復することができた。

　さらに近年，スピリチュアルな部分を癒すことが健康づくりには必要であるという概念が広く認められ始めている。今の状況に至る根源には人間のもつスピリチュアルな部分の影響があるとされ，この部分を癒すことで，現状をより把握しやすくなり，健康な状態に導きやすくなるというものである。

　このように，これからの健康づくりのポイントは，WHOの提言にあるように身体的，精神的，社会的な部分，さらにスピリチュアルな部分も含めた総合的アプローチが必要であるということ。そして，「私たちの望ましい未来は，自らの意識によっていかようにも変えることができる」という意識を各々が持つことが重要である。

3 健康の評価

　健康を評価するうえで，健康診断などある程度器質的な検査を行うことは心身の管理において重要であり，多くの人が人間ドックなどで定期検診を受けているのではないだろうか。わたしたちは，病気という言葉を使うが，これはさらに疾病（disease）と病（illness）に分けられ，この2つは少し違った意味合いを持つ。前者は，検査や医師によって診断された問題や異常のことを示し，後者は本人によって判断され本人がどのように感じるかが影響してくる。となると，疾病の有無を評価することも非常に大切であるが，その有無にかかわらず本人がどう受け止めているかという主観的な部分がわれわれの健康の評価には影響することが考えられる。つまり，疾病を持っている人でも疾病管理が十分であり，生きがいを持って毎日の生活が送れているとすれば，それは健康であると言えるだろう。近年では，「主観的な健康評価が客観的な健康評価よりも，十数年，数十年の生存，死亡を予測する」との研究結果も相次いで報告されている[3]。今まで，あてにならないと軽視されていた精神的な部分，主観的な部分が人々の健康にとっていかに重要であるかが広く認識されつつある。

　さらに，感情の変化とともに，わたしたちのからだは必ず連動して変化している。たとえば，イライラした気持ちのときのことを思い浮かべて欲しい。このようなとき，同時に肩の緊張を感じたり，呼吸が乱れていたりするのを感じたことがあるのではないだろうか。つまり，こころの状況に目を向けることとあわせて，からだにも目を向けることで健康を評価することができるということである。この両者に目を向けることによる利益は後項で述べる。

　この節では健康とは何かについて考えてきた。健康という概念は従来に比べると，人間をトータル的にとらえて考えられるようになり，これからの健康とは，疾病の有無というよりも，それぞれの主観的評価が健康状態に大きく関わると言える。だから，私たち自身も，そしてクライアントと関わるうえにおいても，客観的な健康評価（からだの状態）と

あわせて，主観的な部分（気持ち，こころの状態）の両方に目を向ける練習を日々行うことは，これからのヘルスプロモーションには必要である。これは，疾病や病気の治療とともに，予防，中でも健康づくりと環境づくりに今までよりもはるかに努力を傾ける必要があるというWHOが1986年のオタワ憲章で打ち出したヘルスプロモーション戦略における最大の強調点とも関係している。

2　健康とセルフケア行動

■1 わたしたちの行動とセルフケアの重要性

　わたしたちは，日々の生活の中でさまざまな行動をする。中でも健康維持，回復，増進を目的とする行動については大きく6つの分類ができる。1）健康増進のために行う「健康行動，健康増進行動」，2）疾病予防のために行う「予防行動」，3）病気への気づきによる治療を目的とした「病気対処行動」，4）半健康であることに気づいたうえでの「病気回復行動」，5）リハビリテーションのための「復帰行動」，そして6）死への気づきによる「ターミナル対処行動」などがあげられる。いずれの行動においても，私たちは一人ひとりがどのような健康状態を望んでいるのかをイメージし，その健康状態を維持・増進するための「セルフケア」能力を身につけることである。健康を保つためには，自らの気持ち（こころ）と向き合うことと，そして同時に自らのからだから発するさまざまな信号を意識し，コントロールする力が求められる。しかし，「健康の大切さは健康を失ってしか分からない」と言われるように，現代の人々の意識が薄いことも手伝って，疾病治療や早期発見，治療の取り組みに比べれば，目的意識性や努力の低さが見られる現状である。また，心身症の患者においては健常者に比べ，自分の心身の状態への気づきが浅いとの報告もある。つまり，健康行動を継続するためのセルフケアには，まず自分のこころとからだと向き合うことから始まるのである。

2 健康とバイオフィードバック

　ここまで述べてきたように，私たちが健康的に行動し，生きていくためには「さまざまな場面における自分自身のこころとからだの状態を知り，どのような状態にしようと自分が望んでいるのかをイメージすること，今の状態を知ること，そして心身の望ましい状態には何が必要で今何ができるかを自身が考えること」が重要になる。1986年にWHOが「ヘルスプロモーションに関する憲章」を採択したことをはじめに，ヘルスプロモーションという考え方が始まった。これは「人々が自らの健康をコントロールし，改善することができるようにするプロセスである"Health promotion is the process of enabling people to increase control over, and to improve, their health."」と定義されている。つまり，ヘルスプロモーションにおいても健康行動やセルフケアと同様のプロセスをたどることが必要となる。

　では，具体的に自分自身のこころとからだの状態を知るとは，どのようにすればいいのだろうか。

　たとえば，筆者は学生時代に競技選手をしていたが，試合が近づくにつれて試合結果のことが気になったり，自分がポジションミスをしたらみんなに迷惑をかける，先輩に怒られるなど，大きな不安や失敗に対する恐怖を覚えたことがある。また，大切な試験の前などにも不安で汗をかいたり，心臓がドキドキして落ち着かず，眠りづらいことがあった。このようにわたしたちは何かストレスを感じたとき，こころとからだの両方に必ず変化を伴う。このような感情の動きは「情動」と言われ，自律神経系に支配されたさまざまな身体反応を伴う。この自律神経系には交感神経と副交感神経の2種類があり，情動のパターンと連動する。過度の緊張が続いたとき交感神経の機能が非常に高まり，動悸，発汗，筋緊張の高まりなどが見られる。またこれが持続的になると交感神経系の亢進だけではなく，副交感神経系の機能も亢進し，消化管の動きが活発になる。また逆に無気力な状態にある場合，興奮レベルを活性化し，望ましい実力を発揮できる最適なレベルを作り出すことが必要である。こ

れは，逆U字型理論[4]にも示されるように，動機づけや緊張感が強すぎても弱すぎても望ましいパフォーマンスが得られず，最適な状態のとき望ましいパフォーマンスが得られるという理論で説明できる。つまり，自分のこころ（主観的部分）とあわせて自律神経系に支配されて動く生体情報を確認すれば，自分のこころとからだの対話はより容易になる。このような対話をスムーズにするツール，もしくは健康的に生きるための健康ツールとしてあげられるのがバイオフィードバックなのである。次の節では，バイオフィードバックとリラクセーションの意義について述べ，次に，自律神経系の機能を正常化させるための方法として呼吸法，自律訓練法，漸進的筋弛緩法，ダイナミックフローストレッチについて個々の概念，方法，効果，そしてバイオフィードバックとの併用法，評価，症例を通しての検討を含め紹介する。

3 ヘルスプロモーションにおけるバイオフィードバックの活用法とバイオフィードバックの意義

　心臓の鼓動や血圧，皮膚温などは，一般的には知覚したり，わたしたちが意識的に随意的に変えたりできない自律反応である。しかし，通常は知ることのできないこのような自律反応を，電気的な信号に置き換えることにより，容易に知ることができることが分かってきた。すなわち，生体の中で起きている現象（bio）を認知の容易な外部情報に変えて，生体に還元（feedback）し，生体はその情報に基づいて，試行錯誤的にある目標値にその情報をさらに変化させることを繰り返す。その結果，生体情報に変化が生じ，それに伴って心の状態が変化することが分かった。この方法がバイオフィードバックなのである。バイオフィードバック法を習得すれば，いかなる状況においても，本来は不随意であった自律反応を随意的にコントロールできるようになり，健康的な生活を送る手助けとなるのである。

　とくにヘルスプロモーションにおいて重要な点は，前述したように自分自身で自分の状態を把握しながら，今の自分を受け止め，今できるこ

とは何かを考えながら，より望ましい自分になるための練習をすることから始める。バイオフィードバックを使えば，自分で行っている行動によって変化する自分の心身の状況をリアルタイムに確認することができるため，コントロール法を自分なりのペースで練習，習得することができるというわけである。この方法を継続することは，自己管理とあわせて，自分で自分をコントロール可能にする過程で経験する失敗，成功体験から自己効力感を作り上げることも可能になる[5]。自己効力感とは，求める結果を達成するための資質と能力を自分が備えていることについて，自身がどの程度できると思えるかの程度を示す[6]。この自己効力感を向上させるには，①自分で実際にしてみて，直接体験してみること，②他人の成功や失敗の様子を観察することによって，代理性の体験を持つこと，③自分にはやればできる能力があるのだ，ということを，他人から言葉で説得されたり，その他のいろいろなやり方で，社会的な影響を受けること，④自分自身の有能さや，長所，欠点などを判断していくためのよりどころとなるような，生理的変化の体験を自覚することがあげられる[6]。この効力感の向上は，健康行動の動機づけ，継続へとつながるきっかけを作ることも期待できる。このように，ヘルスプロモーションにおけるバイオフィードバックの役割は，単に自分のこころとからだを結ぶツールであるのみならず，気づきを促したり，自己効力感を向上させるなど本来の健康への第一歩となる可能性は高い[7]。

　臨床応用におけるバイオフィードバックの使い方に関しては，直接法と間接法がある。直接法は，症状を形成している，または対応して変動している生体内反応を，バイオフィードバックによって直接制御しようとするものである。それに対して間接法とは，直接反応している指標ではなく関連していると考えられる非特異的な生理指標を用い，バイオフィードバックや各種リラクセーション法とあわせて，治療に用いる方法である。たとえば，心拍バイオフィードバックにおいて心拍数の変化はほとんど筋緊張の度合いや呼吸周期を変化させることによって副次的にもたらされるものであると言われる[8]。したがって，筋緊張を示すEMGや呼吸バイオフィードバックを用いて心拍を安定させるといった

具合である．しかし，実際には直接法と間接法とを明確に分けることは難しい．なぜなら，一つの生体反応をバイオフィードバックによって制御しようとすると，他の生体反応もそれに連動するからである．また，患者の性格，その日のコンディションなどさまざまな要因によって組み合わせるほうがよい場合もあるからである．筆者らはバイオフィードバックを従来までのオペラント的なツールとしての利用でなく，他のリラクセーションの併用法が施行者の自己効力感や健康行動の維持増進，心身相関への気づきに役立つ可能性についても報告した[5]．単独フィードバック法と併用フィードバック法の功罪についての比較を検証するには，さらなる検討が必要である．

参考文献

1) 厚生統計協会：国民衛生の動向．80, 2000.
2) 健康科学研究会：健康科学．道和書院，3, 2000.
3) Idller EL： Predicting power of self-rated health. J of Health and Social Behavior 30（2）：112-124, 1996.
4) 松田岩男，杉原隆：新版運動心理学入門．大修館書店，64-65, 1998.
5) 三谷有子，神原憲治，福永幹彦，竹林直紀，石野振一郎，中井吉英：心療内科における Stretch and Active Biofeedback の効果．心身医学 45（10）：793-799, 2005.
6) 野口京子：健康心理学．金子書房，18, 1999.
7) 竹林直紀，神原憲治，三谷有子，中井吉英：バイオフィードバックの臨床応用—心身相関への気づきのツールとして—．心身医学 43（11）：27, 2003.
8) 宮田洋，藤本次郎：バイオフィードバック—その基礎と応用—．八木冕編：現代基礎心理学第 11 巻．東京大学出版，1982.

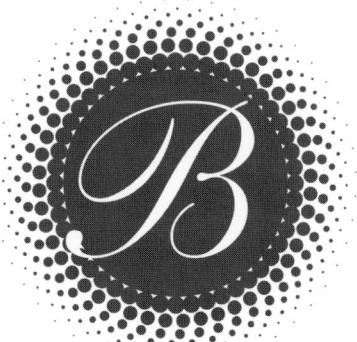

各論

バイオフィードバック

1 バイオフィードバックとは

1 バイオフィードバックとは

　バイオフィードバックの定義について，世界的に標準的なテキストとされている "Biofeedback : a practitioner's guide" の最新版（3 rd edition[1]）では，次のように記されている（筆者訳）。

　「トレーニングされたセラピストにより，装置を用いて，神経筋系及び自律神経系の情報を客観的に測定し，対象者とそのセラピストに対して，音声または視覚的フィードバック信号の形でフィードバックするものである。

　初めは信号のコントロールにより，次には認知・感覚などを手がかりに，通常は意識的に調整できないプロセスについて，気づきを高め，随意的コントロールを可能にし，症状の予防や改善を目指す治療的アプローチの一つである。」

　筆者らは，心療内科における臨床的経験などから，これをもう少し分かりやすく**表 1-1** にまとめた。

　さらに言えば，バイオフィードバックは，からだの状態を生理指標で客観的にとらえて，それを主観的体験に戻すという過程を含んでいる。主観的に体験されたものと，客観的に表示されたものが，まるで対話を行うようなイメージである。客観的に表示されたものは，治療者とクラ

表1-1 バイオフィードバックとは

バイオフィードバックとは 　刻々と変化している 　今ここにあるからだの状態をとらえて 　からだの状態とその変化の過程をからだの持ち主に 　いまここでフィードバックし 　それを治療者と共有し 　からだの状態を知り 　からだの声を聞き 　からだを望む状態に調整したり 　気づきを深めたりする 　　方法である。

イアントとの間で共有することができる。このようなプロセスを通して，からだの声を聞き，心の声にも耳を傾けるのがバイオフィードバックである。

　心身の調整法としてのバイオフィードバックは，西洋の科学的文化と東洋の心身調整法の融合という側面も持っている。もともと東洋にあった禅やヨガは長い経験の集積から生まれたものであるが，これと客観的指標でとらえる科学的手法が重なってできたのが，バイオフィードバックである。バイオフィードバックが "yoga of the West" とか，"electronic Zen" と呼ばれる所以である。

2 バイオフィードバックと「からだ」

　ここで，身体を「からだ」と表記しているのは，「精神」「心」「身体」のように，分けて言う場合と区別するためである。西洋医学では身体を精神と別のものとしてとらえ，それをさらに各部位に分けて考える

傾向がある（二元論）。しかし本来，心（精神）と身体とは表裏一体のものであり，分けることができない（一元論）（図1-1）。これを東洋では心身一如とも言う。そのような一体となった「からだ」を，わが国では「身（み）」と呼ぶ概念がある。分かりやすくするために本章では「身」に相当する，一体となった身体を「からだ」と表記する。

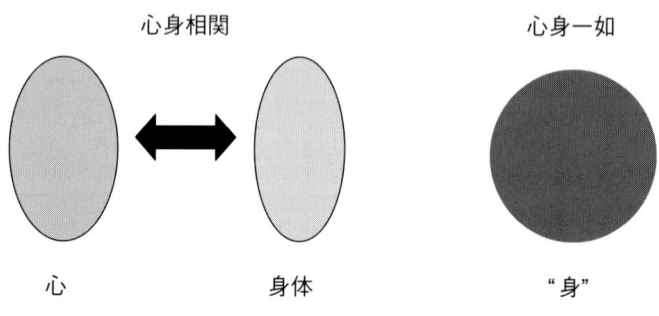

図1-1 「心」と「身体」の関係：東洋と西洋における見方の違い
　東洋では古来から「心身一如」という概念があり，心と身体は切っても切り離せない表裏一体のもの（"身"），としてとらえられてきた。一方，西洋では心と身体を分けたうえで，その関係性（「心身相関」）を見ようとする発想が根強い。

　わたしたちのからだは動的なものである（図1-2）。「今」のからだと「過去」（たとえば1時間前）のからだとは異なる。「未来」（たとえば1時間後）のからだはまた変化している。心臓は常に鼓動を繰り返しており，血液は常にからだの中を循環している。そのために末梢血管に脈拍が生じ，皮膚の温度は常に変化する。汗の量は体温を調整するために刻々と変動し，胃腸は蠕動運動を行い，筋肉は緊張と弛緩を繰り返している。そして，心理的なストレスによって，これらの動きは大きく変化する。
　このように常に変化している，すなわち動的なからだの状態をとらえる手がかりとして，さまざまな指標が考えられる。バイオフィードバックでは動的な変化をとらえやすい指標として，精神生理学的指標を主に

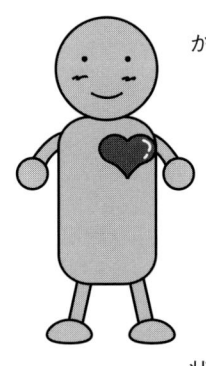

からだは動的なものである

刻々と常に変化している

心臓は常に鼓動を繰り返す
血液は常にからだの中を循環
⇒末梢血管に脈が生じ
　皮膚の温度は常に変化
汗の量は体温を調整するために刻々と変動
胃腸は蠕動運動を行う
筋肉は緊張と弛緩を繰り返す

状況や心理的なストレスなどによって，これらの動きは大きく変化する

図1-2　からだは動的なものである

用い，それを治療的に扱う。具体的な指標の詳細については3節（29頁～）を参照されたい。

　これらの指標は身体的状態だけでなく，心理的・行動的状態によっても刻々と変化する。身体的状態と心理的・行動的な状態は相互に関係しあっている。後述するが，心身医学ではこのような関係性を「心身相関」と呼んでいる。バイオフィードバックは心理的・行動的因子によるからだの変化をとらえてフィードバックするため，心身相関の気づきの手段としても有用であり，心身両面からの治療を行う際の突破口となる。

2　バイオフィードバックの対象と心身症

1　バイオフィードバックの対象

　バイオフィードバックは使い方次第でさまざまな対象への応用が可能である。また，医療の分野での病的な状態を治療する手段としてのみならず，健康増進（ヘルスプロモーション）の分野，すなわち，病気ではないがより健康な状態を目指すための手段としても用いられる。また，スポーツ分野での心身の管理や精神集中（peak performance），脳血管障

害後などのリハビリテーション医学の分野においても応用されている。

　"Biofeedback : a practitioner's guide"の最新版（3 rd edition[1]）の各論では，以下の病態や分野が対象としてあげられている。一般的なリラクセーションの対象として，頭痛，顎関節症，レイノー病（現象），本態性高血圧／脳波バイオフィードバックの対象として，注意欠如／多動性障害（ADHD），てんかん／神経筋領域への応用として，歩行訓練，神経筋のリハビリテーション（再教育）／芸術家やスポーツ分野でのピークパフォーマンスの向上／排泄障害への応用として，尿失禁，便失禁，骨盤底障害，過敏性腸症候群／小児分野への応用として，頭痛その他の症状／その他の応用として，糖尿病，耳鳴，線維筋痛症などである。わが国では，内科領域では高血圧・気管支喘息などの生活習慣病，緊張型頭痛・片頭痛などに対してよく用いられ，肛門科や泌尿器科においては失禁などの機能障害の改善に用いられている。

　バイオフィードバックが最も応用しやすいと考えられる病態の一つが，心身症である。欧米では，医学的に説明可能な病態よりも患者の苦痛が大きい疾患を，機能性身体疾患群というくくりでとらえ，従来の医学的アプローチよりも，心理社会的側面を含めた多角的なアプローチの必要性が報告されている[2,3]。これと心身症は概念が異なるが，実際にはかなり重なると考えられる。いずれも主訴が機能的な身体症状であることが多く，それに心理・行動的因子が関与することなどから，バイオフィードバックとの関連が深い。筆者らはとくに心身症患者において，バイオフィードバックを応用したアプローチを実践している。心身症とバイオフィードバックの関係については次項で述べる。

　その他では，パニック障害や社交不安障害（social anxiety disorder : SAD）などの不安障害もバイオフィードバックの適応となりやすい。不安障害に対して，バイオフィードバックで心身の状態を自分でコントロールできるようになると，困ったときに自分で対処できるので，不安の軽減につながる。

　また，心身症と重なることも多いが，慢性疼痛症候群や線維筋痛症（fibromyalgia syndrome），書痙，斜頸などの，筋緊張や筋肉の機能性障

害が関与する病態も，バイオフィードバックの適応となりやすい。これらの疾患では，筋電図バイオフィードバックが分かりやすく，よく用いられる。

また，従来は"自律神経失調症"とされてきた一連の病態がある。これは身体表現性障害，不安障害，気分障害（とくに仮面うつ），場合によっては更年期障害などの中で，とくに自律神経に関与すると思われる症状が前面に出る病態をさして言われてきた。実体ははっきりしないが，今日でも便宜的にこういう病名が使われることがある。バイオフィードバックは自律神経系と関連の深い指標を用いるため，これらの疾患にバイオフィードバックを用いると，病態仮説が立てやすく有用なことがある。

2 心身症

心身症は次のように定義されている。

「身体疾患の中で，その発症や経過に心理社会的因子が密接に関与し，器質的ないし機能的障害が認められる病態をいう。ただし神経症やうつ病など，他の精神障害に伴う身体症状は除外する。」（日本心身医学会 1991 年）

すなわち，心身症は病名ではなく病態である。典型的には 1 つの器官を選択して症状が出現し，その発症や経過に心理社会的因子が関与している病態を持った身体疾患である。そのため，情動による身体的・生理的な変化をとらえるバイオフィードバックとの関連が深い。**表 1-2** にその代表的なものを提示する。心身症の病態を持ち，心身医学的アプローチを必要とする患者群は特別な存在ではなく，実地医療の現場ではありふれた存在である。たとえば，胃潰瘍の患者 51 例について調べた研究では，76.5％ に心身症としての病態があり，そのうち 25.5％ は心療内科での治療を必要とする典型的な心身症であったという報告がある[4]。また海外では，消化器外来を受診した患者の 60％ は心理的な問題に由来した事柄を訴えるという報告もある。

表1-2　代表的な心身症の例

消化器疾患	FD（functional dyspepsia 機能性ディスペプシア），過敏性腸症候群，潰瘍性大腸炎，びまん性食道けいれん，胃食道逆流症，難治性・再発性胃潰瘍，機能性腹痛など
慢性疼痛	腹痛，頭痛，腰痛，胸痛，顔面痛などの慢性的に続く痛み
腫瘍性疾患	各科の悪性腫瘍（サイコオンコロジーに基づく治療やケア）
アレルギー疾患	気管支喘息，アトピー性皮膚炎，慢性じんましんなど
循環器疾患	非心臓性胸痛，動揺性高血圧，ストレスが関与する虚血性心疾患など
内分泌疾患	糖尿病，甲状腺機能亢進性，摂食障害など
神経疾患	片頭痛，緊張型頭痛，痙性斜頸，書痙，めまい症など

3 心身相関とバイオフィードバック

　心理社会的因子と身体の状態との関係を心身相関と言う。分かりやすく言えば「心と身体の関係」ということである。心身相関は心身医学の核となる概念である。心身症は通常の医学的アプローチのみではコントロールが困難なことが多く，そのアプローチにおいては「心身相関の気づき」が重要である。すなわち，ストレスなどの心理社会的因子の関与に自ら気づくことが治療の第一歩となる。

　しかし現実には，うすうすは心身相関を感じていても，意識的または無意識的に否定していることがある。また，社会的立場のある人などにおいて，心理的因子の関与を認めることに抵抗も多い。意識上は全く心身相関に気づいていない場合や，内面に眼を向けるのが苦手で気づきが困難なケースもある。これは後述する失感情症（アレキシサイミア）や失体感症（アレキシソミア）とも関連する。

　このような場合に，バイオフィードバックや後に述べるストレス・プロファイルを用いて，心身相関の理解を深めるきっかけにすることができる。バイオフィードバックは緊張などの情動変化に伴う生理指標の変化をリアルタイムに目で見て確認できるので，他の方法に比べて客観的

でかつインパクトが大きく，比較的抵抗なしに受け入れやすい。

　また，そのような生理指標を自分の力でコントロールできることを体験すると，認知面でも変化が起こる。とくに，自己効力感（セルフ・エフィカシー）が高まることは，症状が「どうにもならない」という認知から「もしかしたら何とかなるかも」「何とかコントロールできそう」という認知に変化するきっかけとなり，大きな効果をもたらす。

　このように，心身症は身体症状が主体であり，心理社会的因子が関与していることから，心身相関を目に見える形でとらえ，心身相関の気づきやセルフコントロールを目指すバイオフィードバックとの関連が深い。

3　バイオフィードバックの方法

1　バイオフィードバックのシステム

　バイオフィードバックのシステムは，標準的には，1）生体情報を検出するセンサー，2）信号を変換するエンコーダー，3）フィードバック装置の3つの要素から構成される（図1-3）。センサーはさまざまな生体情報を検出し，電気信号に変換するものである。これには，電気抵抗（伝導性）を検出するもの，微細な電気信号をとらえるもの，温度を検出するもの（サーミスタ），物理的伸展をとらえるもの，赤外線をとらえるものなどがある。エンコーダーは信号を整理し，フィードバックできるように変換するものである。フィードバック装置として，通常はコンピュータを用い，ディスプレイによる画像表示や音声によって，生体の情報を対象者にフィードバックする。

　通常用いられるマルチチャンネルのバイオフィードバックシステムは，いくつかの指標を同時に測定表示できるものである。図1-4～図1-7に筆者らが用いているシステムの表示画面の例を示した。以前は大がかりな装置を必要とし，インターフェイスも複雑であった。現在はコンパクトな装置で，高度な測定やフィードバックができるようになっ

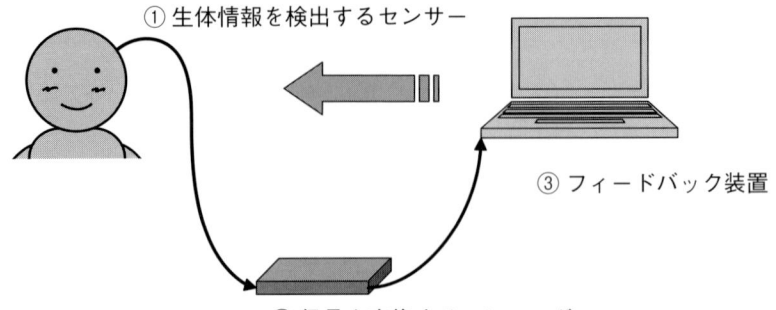

① 生体情報を検出するセンサー

③ フィードバック装置

② 信号を変換するエンコーダー

図 1-3　バイオフィードバックの標準的なシステム
①生体情報を検出するセンサー，②信号を変換するエンコーダー，③フィードバック装置の3つの要素から構成される。

ている。フィードバック画面も自由に設定でき，各種の音によるフィードバックや，アニメーションなどの見やすい画面もいろいろ工夫されている。

　生体信号は微細であるため，ノイズの問題をどうクリアするかが課題であったが，前述のシステムでは光ファイバーケーブルを用いて，ノイズに強いシステムを構成している。また，インターフェイスもUSBが主流となり，詳しい知識がなくても使用できるようになっている。

　本格的なバイオフィードバックにはマルチチャンネルのシステムを用いるのが便利であるが，たとえば一般臨床場面などに応用するには，単1または2〜3の指標を用いた簡便なシステムが有用である。そのような簡易型，ポータブルのバイオフィードバックシステムも各種販売されている。パソコンに電極を直接接続して脈波から心拍変動を出すものや，他との接続は不要で記録は保存できないが，ポータブルで筋電位・スキンコンダクタンス・皮膚温などを単独でフィードバックするものなどがある。このような簡易型の装置は，医療，看護，介護，心理臨床，リハビリテーションなど，いろいろな場面で応用可能である。技術は日進月歩であり，今後さらに小型化軽量化が進んでいくものと思われる。

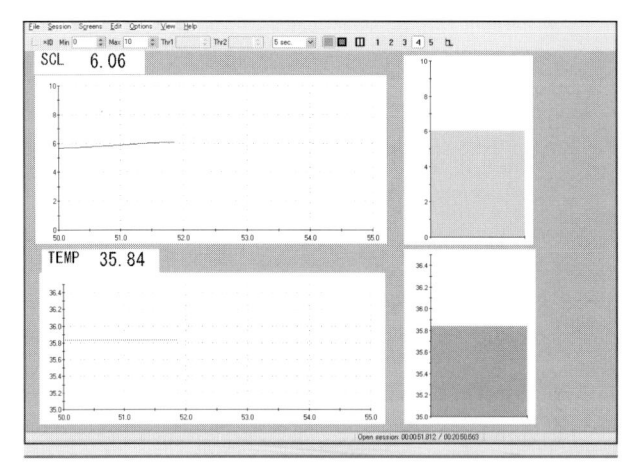

図1-4 スキンコンダクタンス（上），皮膚温（下）

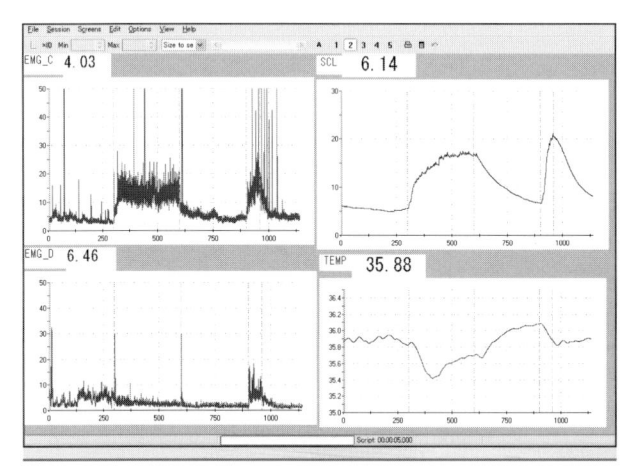

図1-5 前額筋電図（左上），僧帽筋筋電図（左下），スキンコンダクタンス（右上），皮膚温（右下）．
ST：暗算ストレス（以下同じ）

B-1 バイオフィードバック

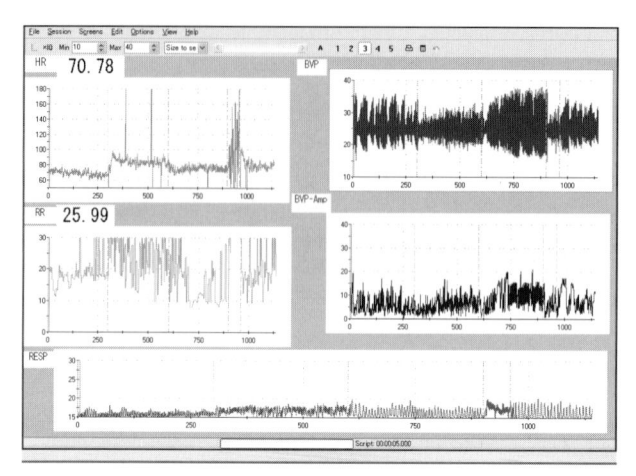

図 1-6 心拍数（左上），呼吸数（左下），容積脈波（右上），容積脈派の振幅（右下），呼吸波（下）

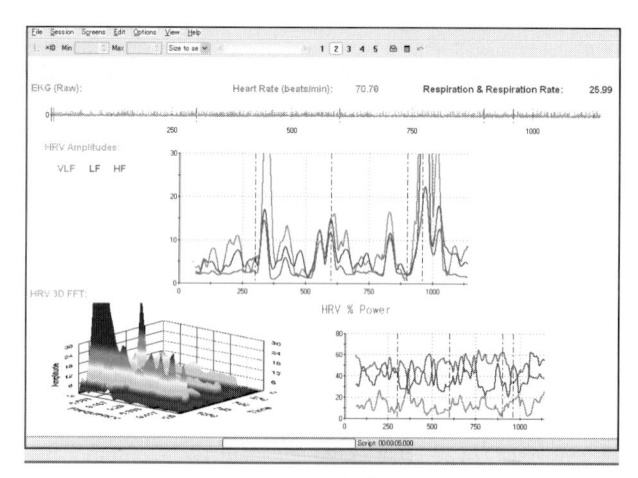

図 1-7 心拍変動
バイオフィードバックの表示画面の例
（マルチチャンネル・バイオフィードバックシステム，ProComp™ Infinity/ BioGraph® Infinity（Thought Technology Ltd., Montreal）による）
図 1-5，図 1-6，図 1-7 はストレス・プロファイル（Psychophysiological Stress Profile：PSP）の例である（5 節 46 頁〜を参照）。

2 バイオフィードバックの種類

バイオフィードバックにはいくつかのやり方がある。評価法としてのストレス・プロファイル（5節46頁〜を参照），バイオフィードバック単独でコントロールを目指す方法，他のリラクセーションなどのアプローチを併用する方法などがある。

また，単独・併用いずれの場合でも，症状に直接関連する指標を用いる直接法，直接関連しないがコントロールしやすい指標など間接的な指標を用いる間接法，複数の指標のパターンを指標にするパターンフィードバック法などがある。

3 バイオフィードバックで用いられる精神生理学的指標とその特徴

バイオフィードバックで主に測定する指標は次のようなものである（表1-3）。

表1-3 バイオフィードバックで用いられる精神生理学的指標

（1）表面筋電図（surface electromyogram：SEMG）
（2）皮膚電気活動（electrodermal activity：EDA）
1）スキンコンダクタンスレベル（skin conductance level：SCL）
2）スキンコンダクタンス反応（skin conductance response：SCR）
（3）皮膚温（skin temperature：TEMP）
（4）容積脈波（blood volume pulse：BVP）
（5）呼吸（respiration：RESP）
（6）心電図（electrocardiogram：ECG）および心拍変動（heart rate variability：HRV）
（7）脳波（electroencephalogram：EEG）

（1）筋電図（surface electromyogram：SEMG）

筋電図は筋収縮によって生じる一連の活動電位を記録したものであり，筋肉の緊張・弛緩（リラクセーション）の指標として重要である。緊張が強いられる現代の生活では，持続的な筋緊張が関与する肩こり，

頭痛，腰痛，慢性疼痛などが問題となっている。このような病態に関わる筋緊張の度合いをとらえるのが筋電図である。

また，書痙，痙性斜頸，眼瞼痙攣などの病態に対する，不適切な運動の再学習や再調整の有用な指標となり，これら疾患に対して，筋電図バイオフィードバックがよく用いられる。さらに，リハビリテーションにおける運動の指標としても用いられる。図1-8に書痙患者の筋電図の暗算ストレスによる変化の例を示した。このような過剰反応の見られるケースは，筋電図バイオフィードバックがよい適応となる。

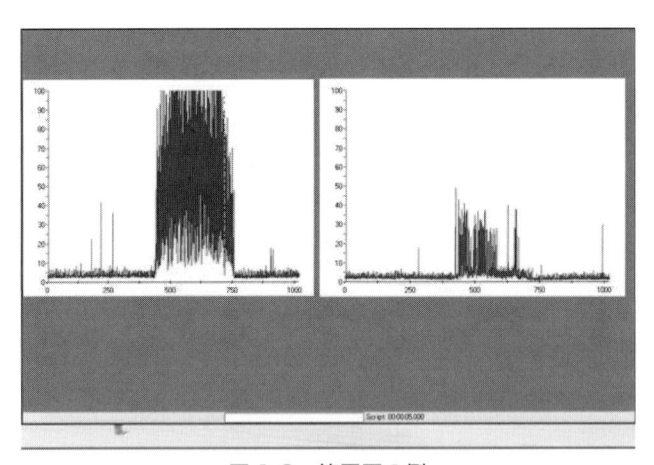

図1-8　筋電図の例

暗算ストレスによって筋電位が上昇している。本例は書痙患者の筋電図で健常人と比べるとストレスに対する反応が大きい。

　一方，いわゆる「肩こり」と呼ばれるような持続的な筋緊張において，筋電位が高くなるようにも考えられるが，実際には筋電位の低下が見られたり，バイオフィードバックにおいて思うように筋電位が上がらない，といったこともよく経験する。心身症患者におけるストレス負荷前後の前額筋電位を健常人と比較した研究では，心身症患者の筋電位は健常人に比べて有意に低い，という結果も出ている[5]。筋緊張が持続的，慢性的になると，筋肉の機能不全を引き起こし，筋電位はむしろ低

下したり動きが悪くなったりするようである。

　不安，怒りなどの感情や心理的な抑圧と，筋緊張との関連を明らかにしたのは，ウィルヘルム・ライヒ（Willhelm Reich：1897〜1957）である。とくに感情の抑圧・抑制や過剰適応は，筋緊張と関連が深いと考えられており，このような持続的な筋緊張を，象徴的に「鎧（よろい）」と呼ぶこともある。バイオフィードバックや各種のボディワークなどによって筋緊張がほぐれると，抑圧または抑制された感情が表出してくることがある。その点は注意が必要である。

(2) 皮膚電気活動 (electrodermal activity：EDA)

　皮膚電気活動は主に手掌の情動性発汗による，皮膚の電気伝導性や電気抵抗をとらえたものである。皮膚の汗腺は温度変化や情動の変化に対応して機能するが，手掌と足底の汗腺はとくに情動に関与するとされており，皮膚電気活動は情動性発汗の変化をとらえたものである。通常は手掌または手指の2カ所に電極を取りつける。

　いくつかの指標があるが，スキンコンダクタンス（皮膚電気伝導性）がよく用いられる。スキンコンダクタンスは，情動の変化（心理的な動揺など）を鋭敏に反映するため，犯罪捜査におけるポリグラフにも用いられている。覚醒の度合い，心理的な動揺・安定性，情動の緊張・弛緩などの指標になる。これには主に2種類の指標がある。

① スキンコンダクタンスレベル（skin conductance level：SCL）。情動性発汗による電気伝導性のレベルである。

② スキンコンダクタンス反応（skin conductance response：SCR）。SCLの反応をカウントしたもので，特定の刺激に対する特異的SCRと，特定の刺激によらない非特異的SCRとがある。

　図1-9にスキンコンダクタンスレベルのリラクセーションによる変化の例を示した。一般的には，覚醒時は一定のレベルを保ち，音声や視覚情報などに反応するが，明らかな刺激はなくても基線の揺れが見られることもある。睡眠時やリラクセーションを行っている間は低下し，基線の揺れも少なくなる。

　1900年代の前半にユングは，皮膚電気活動をクライアントの潜在的

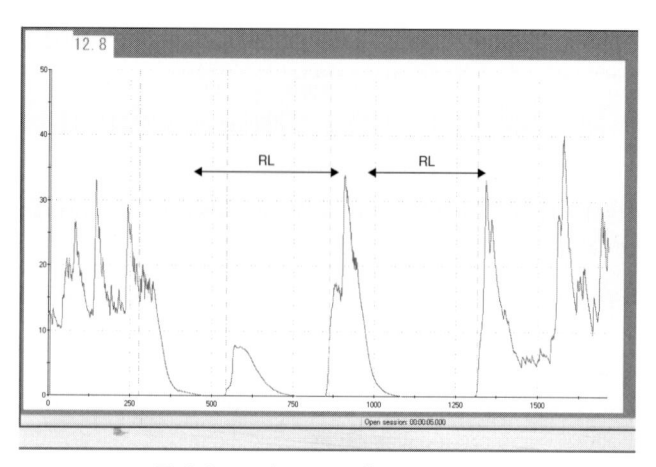

図 1-9　スキンコンダクタンスの例
覚醒時は高く基線の揺れも見られるが，リラクセーション（RL）時には低下し，基線の揺れも少なくなる。

感情を探るための手段として用いたとされる。スキンコンダクタンスなどの皮膚電気活動は，末梢の指標でありながら心理的な反応を鋭敏に反映するため，自己の心理的状態への気づきを高める手段となり得る。さらには「潜在意識との会話[6]」の手段ともなり，心理療法への応用が期待される。

(3) 皮膚温（skin temperature：TEMP）

　皮膚の温度を見るもので，末梢の血液循環を反映する。交感神経系の賦活により，末梢の動脈が収縮すると皮膚温は低下し，拡張すると皮膚温は上昇する。通常，室温条件では心理的ストレスによって末梢の血管が収縮するため，皮膚温は低下する。リラクセーション時には血管が拡張して皮膚温は上昇する。

　皮膚温は室温などの条件によって大きく左右されるため，精度の問題はあるが，比較的容易に計測が可能である。そのため，自律訓練法などリラクセーションや，マッサージなどボディワークの際の変化をとらえる簡便な指標として用いられる。**図 1-10** に自律訓練法の際の皮膚温

と容積脈波の変化の例を示した。状況や熟練度によってかなり異なるが，通常自律訓練法によって皮膚温は1〜3℃ほど上昇する。

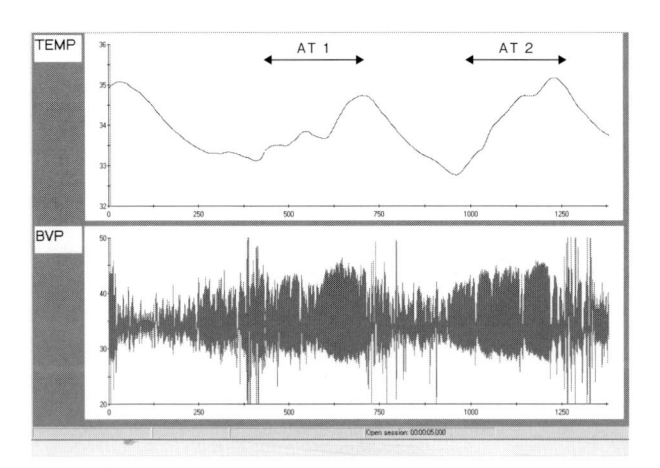

図1-10 皮膚温（上）と容積脈波（下）の例

自律訓練法（AT 1 および AT 2）によって皮膚温が 1.5〜2℃ 以上上昇し，容積脈派の振幅が増大している。すなわち，末梢血管が拡張していることが分かる。

また，慢性疼痛やレイノー病などの末梢血液循環の障害が病態に関与する疾患においては，次の容積脈波とあわせて血液循環の指標となる。したがって，これらの疾患におけるバイオフィードバックでは皮膚温や容積脈波がよく用いられる。また，片頭痛は頭部の血管の拡張による頭痛であり，末梢血管のコントロールが頭痛の改善につながるため，皮膚温のバイオフィードバックの有用性がいくつか報告されている[7]。

(4) 容積脈波（blood volume pulse：BVP）

容積脈波計（plethysmograph）によって，内包された血液量の変化による指尖の容積変化を測定するものである。末梢動脈の収縮拡張を反映するもので，皮膚温とともに，末梢血液循環の変化をより直接的にとらえる。皮膚温と同様に慢性疼痛，片頭痛，レイノー病などにおけるバイオフィードバックに用いられる。図1-10では，自律訓練法によっ

て，容積脈波の振幅が増加し，末梢の血管が拡張している様子が伺える。

もう1つの意義として，容積脈波のピーク間隔から脈拍数が算出され，心電図によらずに心拍数を推定することができる。容積脈波は指先に挟むだけで測定できるため，後述するポータブル型のバイオフィードバックにも使われている。

(5) 呼吸 (respiration：RESP)

呼吸による胸郭の動きをとらえるもので，呼吸のパターン・深さ・速さを見る。呼吸は随意筋と自律神経の両方に関わるものであり，ヨガや瞑想法をはじめとするさまざまな身体調整法の鍵となるものである。

心身症患者においては，健常人と比べて頻呼吸および頻脈の傾向が示されており[5]，交感神経系の緊張と関連している可能性がある。暗算などのストレスタスクの際には換気量が増えるとされ，心身症患者では慢性的なストレスによって呼吸が速くなりやすいと考えられる。

心理的には不安と呼吸との関連が古くから言われている[8]。臨床的に，パニック障害などの不安障害の患者では呼吸が不安定な印象を受ける。したがって，不安に関連するこれらの疾患における呼吸法や呼吸を指標にしたバイオフィードバックの適応が示唆される。図1-11に呼吸が不安定な心身症患者の呼吸波の例を示した。

また，ストレスによる呼吸の変化と心血管系の変化は関連している[9]。次に述べる心拍変動と呼吸は関連が深く，心拍変動と呼吸との共鳴に着目して，自律神経機能の調整を試みるバイオフィードバック（resonant frequency biofeedback）もあり，その有用性が注目されつつある[10]。

(6) 心電図 (electrocardiogram：ECG) および心拍変動 (heart rate variability：HRV)

心電図は心臓の機能を見るものである。心臓は言うまでもなくからだの活動の源である。心臓の働きに影響するものの1つは身体的運動であり，もう1つは情動または感情である。バイオフィードバックに関連するのは情動または感情との関係である。

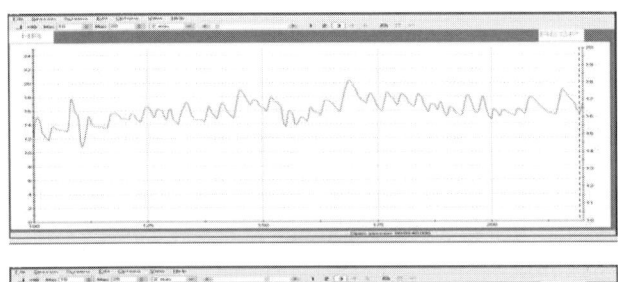

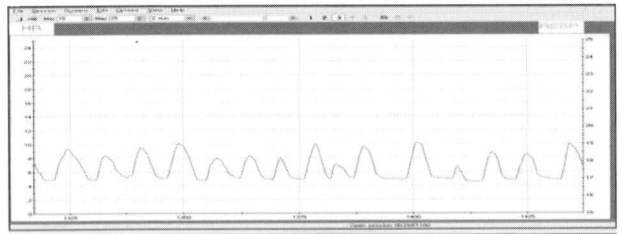

図 1-11 呼吸波の例

不安が高く呼吸が不安定な，心身症患者の呼吸波の例である（上図）。下図は自律訓練法後の同一患者の呼吸波である。自律訓練前に比べると安定した呼吸になっているのが分かる。

　心臓が情動や感情と深く関連していることは，心のことを「ハート（心臓）」と表現したり，緊張すると「（心臓が）ドキドキする」，びっくりすると「ドキンとする」，悲しいときに「胸が痛む」，期待が高まるときなどに「胸をときめかす」などの表現からも明らかである。
　また，心臓の拍動すなわち心拍は人間の生体リズムの源である。人間にはそれぞれ心地良いと感じる固有のリズムがあるとして，それを精神テンポと呼ぶ報告もある[11]。そのようなテンポやリズムの基本となるのが心拍である。心拍は主に自律神経系によって調整されている。
　バイオフィードバックで用いるのは主に心拍数と心拍変動である。心拍数は緊張や興奮など，交感神経系が優位になると速くなり，落ち着いてリラックスしているときなど，副交感神経系が優位になると遅くなる。呼吸とも関連しており，吸気時に心拍数は高くなり，呼気時に低下する。これは respiratory sinus arrhythmia（RSA）と呼ばれる。このような心拍の変動を評価したものを心拍変動（heart rate variability : HRV）と

言う。

　心拍変動は，心電図の RR 間隔の変動性から，自律神経の働きを客観的にとらえたものとして，最も研究がなされている指標の一つである。心拍変動から，自律神経系の適応の柔軟性，交感神経・副交感神経のバランス，緊張の度合いなどを評価することができる[12]。心拍変動を指標にしたバイオフィードバックも欧米ではよく行われている。自律神経系のバランスを整え，とくに循環器系の機能を改善したり高めたりする効果があるようである。その具体的な方法については，文献[10]を参照されたい。

(7) 脳波（electroencephalogram：EEG）

　脳波は，脳の電気活動から機能的状態をとらえたものである。脳波のバイオフィードバックについては，それだけで "neurofeedback" と称され，盛んに研究や臨床応用がなされている一つの分野である。それに対して，脳波以外のバイオフィードバックを "general feedback" と呼ぶこともある。脳波のバイオフィードバックについては，筆者の経験が浅く，疾患対象が異なることや，紙面の限界があることなどから，本項では割愛して他の文献に譲る。

4 バイオフィードバック機器の実際

　現在臨床に使われるバイオフィードバックの機器は，米国（カナダ）製のものが主流である。研究用や，単一の指標を測定するものはわが国でも各メーカーから発売されている。

　世界的に標準的な臨床的バイオフィードバックのシステムとして，Thought Technology Ltd.（Montreal, Canada）の Procomp™ Infinity Biograph® Infinity のシリーズと，J&J Engineearing（Poulsbo, USA）の I-330 シリーズや Mind Media B.V（Roermond-Herten, Nederland）の NeXus-10 などがよく知られている。

　その他，マルチチャンネルではないが簡易型の機器としては，Heart Math LLC.（Boulder Creek, USA）の emwave™ という脈波測定システム

が知られている。また，前述の Thought Technology 社からも筋電図，皮膚温，スキンコンダクタンスなど各種の簡易型の機器が販売されている。計測のみで記録はできないものから，記録や解析ができるものまでさまざまである。

5 バイオフィードバックの手順

例として「筋電図」を考えてみる。より筋肉を緊張させると，より筋電位が高くなる。通常，この緊張度は自分である程度感じることができる。しかし，身体の感覚が低下していると，この筋緊張を自覚できない。自覚がなければそのレベルを落とす（すなわち弛緩する）こともできない。また，自覚していたとしても，思うようにそのレベルを落とすのは簡単ではない。

知らず知らずのうちに，過緊張が習慣化すると末梢の血液循環が悪くなり，疼痛物質や疲労物質の蓄積なども起こりやすくなる。それが腰痛などの慢性疼痛症候群の持続因子にもなりうる。疼痛が持続すると，そのためにますます動かさなくなって（疼痛行動），さらなる筋緊張や末梢循環障害につながるという悪循環に陥る。

すなわち，1）筋緊張に気づいていない（知らず知らずのうちに緊張してしまっている），2）緊張に気づいてはいるが，思うように弛緩することができない，という2つの場合がある。1）の場合，気づきが低下しているので，それに気づくことが第一歩となる。ただし，このようなケースでは，無意識の心理的問題が関与していることもあり，注意が必要である。2）の場合は，「なかなか思うように緊張が取れない」「力が抜けない」という場合である。この場合は，力の抜き方を知ることが第一歩となる。

このいずれにも，バイオフィードバックが有用である。まず，力を入れたり抜いたりしたときの筋電位の変化を見てフィードバックする。このとき，筋電位が高いときと低いときとの身体感覚の違い（緊張と弛緩の感覚の違い）に着目してもらう。次に，その感覚を手がかりに，筋電

位のコントロールを試みてもらう。その際，漸進的筋弛緩法や自律訓練法などの特定の方法を用いる場合と，とくに方法は用いず，自由に行う場合とがある。初めはなかなか思うようにいかないが，回数を重ねるうちに変化していく。

　コントロールできているかどうかを客観的な指標で自ら確認しながら，リラクセーションの感覚を探っていく。リアルタイムで確認することで，身体の感覚と実際の状態とのギャップを埋め，気づきが高まり，正しいコントロールができるようになる。そして，最終的にはフィードバックはなくてもリラクセーションが可能になることを目指す。

　この場合，コントロールできるかどうかという点も重要ではあるが，その過程において自分のからだや内面に目を向け，主観的感覚と客観的指標の乖離や相関に気づくなどのプロセスも重要である。たとえば，自分では弛緩しているつもりでも筋電位は高い，また自分では緊張しているつもりでも筋電位は低いなどの感覚と指標の乖離は，さまざまな気づきへのプロセスの第一歩となる。

4　バイオフィードバックの作用機構

1　心身症の病態とバイオフィードバック

　バイオフィードバックの対象となる病態や疾患群は前述のようにさまざまであるが，とくに心身症や機能性身体疾患群は，身体症状が前面に出て，心身相関の病態が核となるため重要である。以下に述べる心身症の病態は，他の疾患群にもある程度共通したものであり，バイオフィードバックとの関連を考えるうえでの一つのモデルとなる。本項では心身症の病態を考え，その病態とバイオフィードバックとの関連性を考察して，バイオフィードバックの作用機構と病態の関係について述べる。

　心身症の定義などは「心身症とバイオフィードバック」の項に述べた通りである。心身症の病態を考える際に，次のようにひとまず分けて考えたうえで，心身相関について総合的に考えると分かりやすい。

（1）末梢の機能的病態（器質的病態も重要であるが，バイオフィードバックとの関連性からここでは機能的病態に絞る）。
（2）その背景に存在すると考えられる自律神経系および内分泌系，場合によっては免疫系の病態。
（3）心理・行動・認知面の病態。心理的・行動的病態や社会的因子のほかに，うつや不安の病態，アレキシサイミア（失感情症）やアレキシソミア（失体感症）といった心身症特有の病態がある。また，症状に対する認知面の病態として，症状の閾値・身体感覚の増幅などがある。
（4）（1），（2），（3）を総合した心身相関の病態。

たとえば，機能性ディスペプシア（functional dyspepsia：FD）であれば，機能的病態として，胃運動機能の低下や亢進などがあり，その背景には自律神経系の機能異常が存在するとされる。加えて，家族関係などの心理的問題が背景にある場合や，喫煙や食習慣，タイプA性格行動など行動的な問題がある場合もある。そして，うつ状態などに伴って症状の閾値の低下があり，症状の持続因子になっている場合もある。さらに，心理的行動的問題と胃運動機能や自律神経機能との間にどのような関係があるか（心身相関）を見る必要がある。

以下にその一つひとつの病態とバイオフィードバックとの関係から，バイオフィードバックの作用機構について見ていく。

2 末梢の機能的病態とバイオフィードバック

末梢の機能的病態を，バイオフィードバックで直接とらえてコントロールできることが可能な病態も少なからず存在する。FD（機能性ディスペプシア）の場合，胃電図という胃の動きをとらえる方法がある。方法論的な問題はあるが，これを直接見ながら胃運動のコントロールを試みることも可能である。

その他，高血圧症における血圧のバイオフィードバック，緊張型頭痛における前額や顔面筋電図のフィードバック，書痙や斜頸における前腕

や胸鎖乳突筋などの筋電図フィードバックなども比較的よく用いられる。専用の機器が必要であるが，食道痙攣における食道内圧モニタリングなどもある。これらは直接法に相当する。

3 背景に存在する自律神経系などの病態とバイオフィードバック

　背景に存在する病態として，自律神経系と視床下部下垂体系の機能異常が重要である。そのうち，自律神経系と関連が深い精神生理学的な指標を用いた研究では，健常群に比べて心身症群はストレスに対する精神生理指標の反応が有意に低く，自律神経系の機能低下が示唆されている[5]。さらに，平均値では低反応の傾向であったが，その中にも高反応と低反応のサブグループがあるという結果も示されている[13]。

　自律神経系とバイオフィードバックで用いる指標とは関連が深く，バイオフィードバックはこの部分の病態をターゲットに用いることが多い。このような用い方は，前述の間接法に相当する。一般的には自律神経系の緊張が亢進している場合に，その緊張を緩和するような方法が有効であるとされてきた。しかし，緊張が低下している場合には，ある程度緊張を高めながらその機能を高めるようなアプローチが必要だろう。背景に存在する自律神経系の病態を考えて，それに応じたアプローチを考える必要がある。

　自律神経系の病態を評価するうえで，後述するストレス・プロファイル（Psychophysiological Stress Profile：PSP）は有用である。自律神経機能の評価は方法が未だ定まっているとは言えず，それに対するアプローチも経験的な域を出ない。今後，エビデンスの確立のためにデータを集積していく必要がある。

4 心理・行動・認知面の病態とバイオフィードバック

　心身症や機能性身体疾患群の患者では，抑うつや不安の傾向が健常群

に比べて高いことが容易に想像できる．欧米の研究では，原因を説明できない上腹部症状を持つ患者では，神経質，不安，心気的，敵意，抑うつなどが対照群と比べて出現しやすいという報告がある[14]．また，機能性身体疾患では抑うつや不安が健常人に比べて高いが，身体症状はそれらですべて説明できるものではなく，基本的には独立したものであるという報告もある[15]．

　不安に対して，バイオフィードバックを用いたリラクセーションは一定の効果があると考えられる．バイオフィードバックは客観的指標を提示するので，誰が見ても理解しやすく，不安を軽減する効果がある．筆者の経験した社交不安障害の症例で，患者が自分の緊張状態を客観視することで「無限に緊張するのではないと分かった」と述べ，不安が軽減されて1回のセッションで改善した例もある．

　しかし，大うつ病などの高度の抑うつ症状を伴う症例に対するバイオフィードバックは，慎重に考える必要がある．行うにしても，十分な薬物療法や休養によってある程度エネルギーが回復してから，それらの治療と平行して行うなどの方法を考えるべきである．

　行動的側面については，バイオフィードバックを行動変容のきっかけとして用いることがある．たとえば，常に過剰な力を入れてパソコンでの作業をする特徴が背景にある，肩こりや緊張型頭痛の患者に対して，パソコンでの作業時の肩や前腕の筋電図をフィードバックして，余分な力が入り過ぎていることに気づいてもらう．すると，日常での過度の力みが抜けて，症状の改善につながる．

　心身症患者に特有の心理的病態の一つと従来から言われているのがアレキシサイミア（alexithymia：失感情症）である[16]．アレキシサイミアは感情の気づきや表現が困難で，内面への気づきに乏しい状態である．心身医学の草分けである故Ikemiらは「アレキシサイミアのケースでは感情だけでなく，身体感覚の気づきも低下していることが多い」と述べ，その状態をアレキシソミア（alexisomia：失体感症）と呼んだ[17]．感情の気づきや身体感覚の気づきは，バイオフィードバックと関係が深い．そこで，6節において，アレキシサイミア，アレキシソミアや身体

感覚の気づきとバイオフィードバックについて述べる（60頁を参照）。

　過剰適応も心身症に特有の行動パターンとされる。すなわち，内的な感情を抑えて周囲の期待に応えようと過剰な適応努力を行い，負担がかかってしまう傾向である。過剰適応は日本人の文化的側面も関与しており，海外で研究されたデータはほとんどないが，前述の感情や身体感覚の気づきの低下とも関連している可能性が高い。バイオフィードバックとの関連では，リラクセーションを行おうとすると，かえって力が入り，緊張してしまうことなどをフィードバックする。すると，過剰適応のパターンに対する気づきが高まり，改善に向かうことがある。

5 心身相関の病態とバイオフィードバック

　末梢の機能的病態，心理・行動・認知面の病態，およびそれらをつなぐ自律神経系などの病態の関係性を見ることが重要である。心身相関は目に見えないために理解しにくかったり，頭で理解できても受け入れるのに抵抗があったりする患者も少なくない。バイオフィードバックは，心理的・行動的因子によって生理指標が変化することを目に見える形でフィードバックするため，心身相関の理解につながりやすい。また，客観的指標を用いるために，比較的抵抗なく受け入れることができる。

5　バイオフィードバック臨床の実際

1 ストレス・プロファイル（Psychophysiological Stress Profile : PSP）

　ストレス負荷に対する自律神経系を中心とした生体機能の反応には，ある程度安定したプロファイルが存在するとされている。精神生理学的ストレスプロファイル（Psychophysiological Stress Profile : PSP [5]）とは，バイオフィードバックで用いられる精神生理学的指標を用いて，ス

トレスに対する反応という観点から，主に自律神経系と筋緊張を中心とした心身の機能評価を，精神生理学的・心身医学的に行う方法である。PSPの具体的な方法については，文献5)を参照されたい。

PSPでは，日常ストレスに近いストレス（暗算など）や，過呼吸などのストレス負荷によって，生理指標がどのように変化するかを調べ，その反応の仕方や自分で感じる身体の感覚との関係などを調べる。

たとえば典型的には，暗算ストレスによって皮膚温は低下し，スキンコンダクタンスは上昇し，心拍変動は低下し，前額筋電位は上昇する（図1-5〜7）。しかしその反応の仕方が，ある指標では過剰であったり，低反応であったり，回復の遅延があったりする。この反応パターンを評価してバイオフィードバックのストラテジーを立てる。また，それをフィードバックすることで，心身相関などの病態理解に役立てることもできる。

図1-12に筆者らの施設（関西医科大学心療内科学講座）で行っているPSPのプロトコールを示した。

これまでに筆者らは数100例の心身症患者に対してPSPを行い，健常人と比較しながら，その特徴について検討してきた。その結果，心身症群においては健常群と比べて次のようなPSPの特徴があることが分かってきた。

(1) 心身症群は健常群に比べてストレス負荷に対して低反応の傾向がある[5]。
(2) 心身症群の脈拍数（心拍数）・呼吸回数は，健常群に比べて有意に速い（頻脈，頻呼吸[5]）。
(3) 全体の平均としては低反応の傾向であったが，高反応群，低反応群の少なくとも2つのサブグループが存在する[13]。

このような反応の特徴の違いを評価したうえで，それに応じてアプローチの仕方を考える必要がある。PSPはこの評価を行うと同時に，バイオフィードバックへの橋渡しの役割も担っている。

図1-13に，心身症患者におけるPSPの例を示した（個人情報保護のため，データの一部を改変している）。現在筆者らの施設で行ってい

る PSP では，表1-3 に示したような精神生理学的指標に加え，自覚的な緊張感などをスケーリングした，自覚的スコア[18]や，気分調査票（POMS；Profile of Mood States）などを平行して行い，生理指標との関係性も検討するようにしている．

図1-13（a）は書痙の若年女性のケースである．図1-5〜7の健常例に比べて，暗算ストレスに対する筋電位の反応が高く，過度の筋緊張

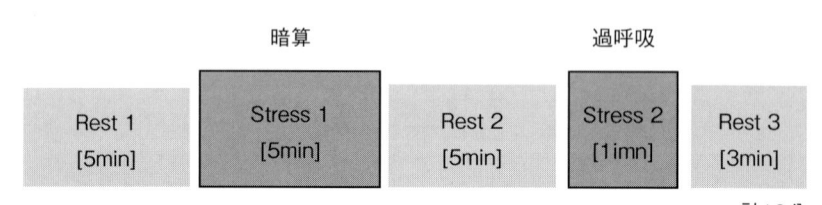

| Rest 1 [5min] | 暗算 Stress 1 [5min] | Rest 2 [5min] | 過呼吸 Stress 2 [1imn] | Rest 3 [3min] |

計19分

図1-12 ストレスプロファイル（Psychophysiological Stress Profile：PSP）のプロトコール

ストレス・プロファイル（PSP）は，バイオフィードバックで用いられる複数の精神生理学的指標を同時に測定し，主に自律神経系を中心とした心身の機能評価を，ストレスに対する反応という観点から行う方法である．

測定する指標は表1-3に示したようなものである．

現在，筆者らの施設で行っている手順は，図のように，暗算ストレスと過呼吸ストレスを負荷し，その前後の変化を見るものである．

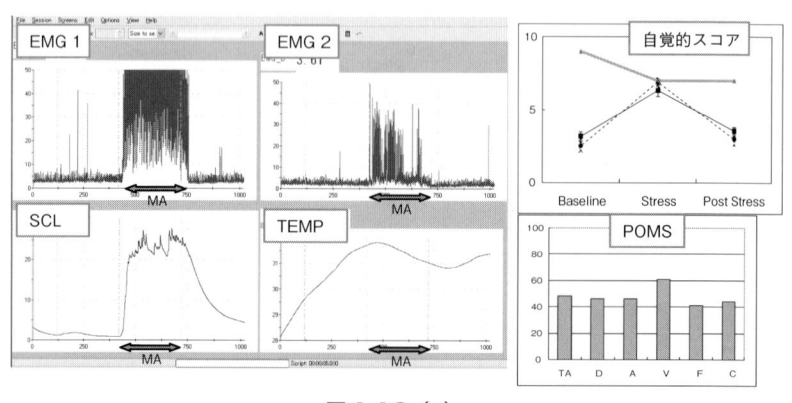

図1-13（a）

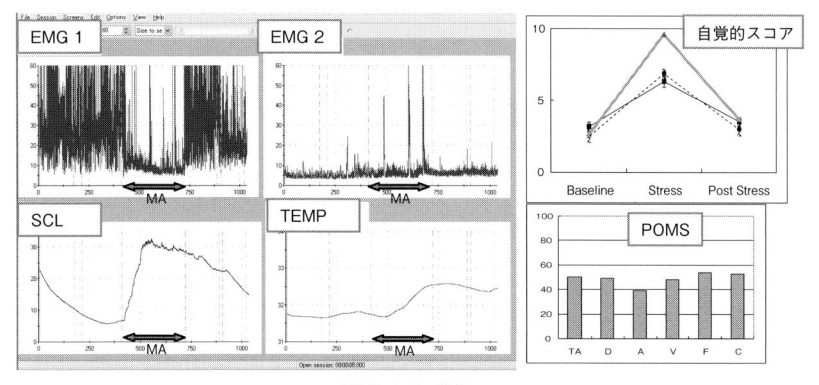

図 1-13（b）

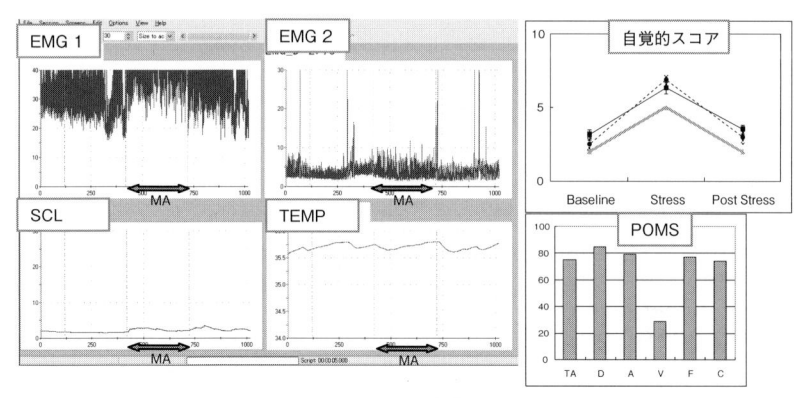

図 1-13（c）

図 1-13 ストレス・プロファイル（Psychophysiological Stress Profile：PSP）の心身症患者の例

プロトコールは図 1-12 に準ずる（暗算ストレスのみ）。

EMG 1：前額筋電図，EMG 2：右肩僧帽筋筋電図，SCL：スキンコンダクタンスレベル（手掌），TEMP：皮膚温（手指）（表 1-3，および本文 3 節・29 頁〜を参照）。

自覚的スコア：PSP 自覚的スコア[18]のうち，精神的緊張感のスコア（灰色の実線は該当ケース，黒い実線は患者群の平均値，黒い波線は健常群の平均値），POMS：気分調査票（Profile of Mood States）

各ケースの概要は，本文を参照。

が見られる。また，スキンコンダクタンス，皮膚温も変動が大きく，ストレスに対する過剰な反応が見られる。ストレスに対する過剰な反応が書痙症状の背景にあることが示唆される。一方自覚的スコアでは，ストレス負荷前に高い緊張感があり，ストレス中は低下しており，生理指標の変化と対照的である。

図1-13（b）は緊張型頭痛の中年男性のケースである。前額筋電位が持続的に高く，暗算ストレスで逆に低下している。これは，通常時の筋緊張が強いために，暗算という作業ストレスがかえって緊張の低下を導いたと思われ，通常時の強い筋緊張の裏返しとみなせる。スキンコンダクタンスは高い反応を示し，かつ，ストレス後に緊張が持続する，回復遅延のパターンを呈している。このような持続的な筋緊張や自律神経系の緊張が緊張型頭痛症状の背景にあると理解できる。自覚的スコアでは平均値に比べてストレスに対する高い反応が見られ，図1-13（a）と逆のパターンを示している。

図1-13（c）は熱中症後の自律神経機能異常の中年女性のケースである。全体にストレスに対する反応がほとんど見られず，合目的的な反応ができない状態がとらえられている。主訴は環境の変化における体温調節ができないことであり，それに一致した所見である。自覚的スコアでは，緊張感は比較的小さいが変化はあり，その点は生理指標と乖離している。一方，POMSでは気分の異常が大きく，状況に適応できない生理機能を代弁するかのように，緊張感やいらだち，抑うつ，混乱といった気分の異常が高くなっている様子が伺える。

PSPの目的およびその意義をまとめると以下のようになる。

①精神生理学的な評価。自律神経系の評価。自律神経系や筋緊張のストレスによる反応性を評価し，自覚的な評価や気分の評価との関連性をあわせて検討する。

②最適なリラクセーションの方法の選択。いくつかあるリラクセーション法・行動医学的アプローチの中でどれが一番合っているかを，PSPを基に推定する。

③バイオフィードバック導入のための評価。PSPにより，どの指標がよ

り大きく変化しているか，また，症状との相関などを総合的に評価して，どのようなバイオフィードバックを行うかを判断し，バイオフィードバックセッションのストラテジーを立てる。
④自律訓練法・呼吸法などの効果の評価，およびモチベーションを高める。自律訓練法や呼吸法などの際の精神生理学的な変化を調べ，それをフィードバックすることで効果の評価を行うとともに理解を深め，それらのアプローチに対するモチベーションを高める。
⑤心身相関の気づきを促し，心身医学的治療法への導入をスムーズにする。簡単なストレス負荷で生理的な指標が変化することを提示することで心身相関の理解が促進され，心身医学的治療への導入がよりスムーズになる。
⑥治療関係や治療の流れを円滑にする。治療者患者間で客観的な指標を共有できるので，治療関係や治療の流れがスムーズになる。また，セルフコントロールへつなげやすくなる。

このようなPSPとバイオフィードバックを用いた治療の流れとしては，以下の通りである。

(1) まず，PSPで心身医学的，精神生理学的な総合的評価を行い，どのようなアプローチが適切かを暫定的に判断する。バイオフィードバックを行う場合は，どのようなバイオフィードバックを行うか，他の方法を併用するかどうか，どのような方法を併用するかを決める。また，結果をフィードバックし，心身相関の理解を高め，動機づけを行う。結果をフィードバックしたときの患者の反応も重要な情報である。
(2) バイオフィードバックセッション。(1)で決めた方針に基づいたセッションを行う。自宅ではセッションでの感覚を手がかりに自分でも行ってもらい，日常生活での気づきを促す。
(3) 他の方法（自律訓練法，呼吸法など）を併用する場合は，それを行ったときの指標の変化をフィードバックし，主観的感覚との関係に気づいてもらう。
(4) 一般化：徐々にセルフコントロールへつなげ，日常生活での適用を目指す。

(5)必要に応じてPSPで再評価を行い，治療前と比較する．

2 心療内科における気づきに重点をおいたバイオフィードバック

　従来のバイオフィードバックは，身体の状態をより適切な状態にコントロールすることに重点が置かれていた．このようなバイオフィードバックが有用なケースも多々ある．しかし，バイオフィードバックの本当の有用性は，身体を思うようにコントロールすることだけではない．

　心身症に対する実際のアプローチでは，症状をなくすことを目標にするよりも，症状がありながらもうまくつき合っていけることを目標とすることが多い．そのためにもどんなときに症状がよくなり，どんなときに悪くなるのかを理解することが重要である．とくに，心理的・行動的因子と症状との関係に気づくこと（心身相関の気づき）が重要である．

　たとえば，緊張型頭痛（心身症）では僧帽筋などの緊張が頭痛に関与するが，ストレスなどによる心理的緊張が筋緊張につながりやすい．その場合，心理的緊張と筋緊張との関係を口で説明してもすぐには理解できないことが多い．しかし，筋電図バイオフィードバックによって，心理的緊張によって筋電位が上昇することを目に見える形で提示すれば，比較的すんなりと理解し受け入れてもらいやすい．

　このように心身症に対しては，バイオフィードバックを「気づき」の手段として，また，からだとの対話をする手段として用いると効果が高く，使いやすい．さらに，そのような気づきへのプロセスを，客観化された指標やそれに基づくやりとりを通して，治療者と患者が共有することができる点も重要である．

　すなわち，コントロールできるかどうかよりも，コントロールを試みるプロセスにおいて，どうからだと対話し，からだの声を聞くかに重点を置く．患者自身のからだの状態を，いまここで信号として客観化されたものを，治療者と患者が共に見て（共有），共に考え，患者の主観的なからだの感覚との関係を考え，共に気づきへのプロセスを味わってい

く。

　このような，気づきや対話に重点を置いたバイオフィードバック（Body Awareness Biofeedback と呼んでいる）が，心療内科では求められ，実際に行われている。次に，心療内科におけるバイオフィードバックの症例を紹介する（個人情報保護のため，個人を特定できないように一部を改変している）。

3 症例1　顎関節症（心身症）（図1-14）

50歳代女性：主訴は歯が合わせられない，夜間に食いしばる。臨床診断は顎関節症（心身症）。

現病歴：約1年前より，「さし歯がぐらぐらしてきた」「夜間に身体全体が緊張し，上下の歯がうまくかみ合わない」という症状を感じ，近医を経て某大学歯学部附属病院を受診。歯の食いしばり傾向やそれに伴う歯の咬合時痛があり，両側顎関節症の診断で，スプリント，歯の治療，理学療法による咀嚼筋の緊張緩和などを行われるも効果に乏しかった。無意識の食いしばりに心理的因子の関与を疑われ，当院心療内科を紹介されてX年に受診された。当科にて，筋緊張の気づきやリラクセーションが必要と判断され，以後同科行動医学外来にてフォローとなった。

心理社会的背景：公務員で未婚。両親と3人暮らしだったが，経過中に父が亡くなり，現在は母と2人暮らし。

経過：行動医学外来ではまず，著者により診察とPSP（ストレス・プロファイルの項46頁を参照）による評価を行った。PSPでは，ストレスに対するスキンコンダクタンスの反応は著明に低下しており，皮膚温は暗算ストレスからストレス後にかけて約2℃低下した。筋電位は軽度の持続的な緊張が見られ，ストレスに対する反応は低かった。顎を中心とする筋緊張が習慣化・慢性化し，気づきも低下していると考え，著者による心療内科の診察（投薬を含めた心身医学的アプローチ；約20分／月）と，セラピスト（心理士）による

バイオフィードバック（1回60分・1回前後／月）を併行した治療構造で加療することにした。

　身体感覚はかなり低下しており,「傷ができて出血していても分からない」「どこへ行っても肩がこっていると言われるが,自分では全然感じない」と述べていた。また,「常に何かを考えている」ために,「気の休まる時間がない」とのことであった。思考優位でその分,身体性が低下し,そのアンバランスさや心理的なメリハリのなさが,夜間の食いしばりにも関与しているという印象であった。

　バイオフィードバックでは,当初は緊張・弛緩の生理指標の変化をフィードバックすると,「頭では違いを理解できるが,感覚の違いは分からない」とのことであった。しかし,バイオフィードバックで生理指標の変化と感覚を合わせていくセッションを重ねるにつれて,生理指標と感覚が少しずつ一致するようになり,身体感覚が少しずつ変化していった。

　診察では主に,バイオフィードバックでの変化を共有する,日常生活や職場での行動を聞く,そこで感じたことを感じたままに話してもらう,身体感覚の変化を話題にして支持・傾聴する,などについて思考と感覚の対話をイメージしながら行った。

　職場での周囲との人間関係では,感情を抑えて理性的に対処する,まさに「歯を食いしばって」対処するという傾向が見られた。治療場面においても淡々とした話し方で,感情を出すことはほとんどなかった。しかし,治療開始から約1年後には職場での人間関係の話題で「くやしい」と述べることもあり,約2年後には,「開き直りができるようになってきた」と話すようになるなど,少しずつ変化していった。

　また,患者は当科への通院をきっかけに,ピラティスや整体などのボディワークを自ら始め,身体に対する意識が変化してきたようであった。当初は,それらの身体のケアを義務的に行い,そのために時間をとられて緊張が高まる,という悪循環も見られた。しかし

しだいに，身体を動かしているときに「何も考えない時間ができた」と述べるようになり，ボディワークやケアを楽しんでできるように変化していった。また，仕事などにおいても集中できる時間が増え，以前よりも心理的なメリハリができてきたようであった。

身体感覚については，「以前は顎関節症の症状のためにいろんなことを感じにくくなっていたが，感覚が少しずつ戻ってきた」と述べるようになった。そのしばらく後には「顎以外の身体の力が抜けるようになってきた」と述べ，逆に，以前は感じられなかった「顎の緊張が感じられるようになってきた」とのことであった。以前は疲れていてもそれを感じることもなかったが，「疲れを感じるようになった」とも述べている。それらに対して診察場面では，"症状はいろんなことの防波堤になっていたけど，その防波堤が下がってきたんですね"，"身体が感じてもいい状態になってきたんですね"と返すようにした。

現在，顎関節症は観察中であるが，食事などは問題なく，日常生活に大きな支障はない。前述のように身体感覚の気づきが得られたことから，疲れたら休むなど，以前より適切に対処できるようになっている。

考　察：

本症例では，感情を抑えて理性的に対処する習慣や，思考優位で身体への気づきに乏しい傾向が見られ，症状の持続に関与していたと思われる。症状は防衛的に機能する側面もあったであろうが，そのために身体感覚に歪みが生じ，からだへの気づきが低下し，患者の社会機能の低下につながっていた。

「顎以外の身体の力が抜けるようになると，顎の緊張が感じられるようになった」という患者の言葉は，身体感覚の気づきへのプロセスを考えるうえで重要な示唆を含んでいる。心身症患者では，身体感覚の気づきの低下（アレキシソミア）がある一方で，身体感覚の増幅（somatosensory amplification）[19]も併存するようである。両者は矛盾する概念のようにも思われるが，偏った身体感覚の増幅が

あるからこそ，本来の身体感覚の気づきが低下するのであろう。

　当初全身の緊張が高く，顎や肩の緊張も感じられない状態であったのが，緊張がゆるむに従って，どこに問題があるのかが分かるようになってきた。全身の緊張がゆるんで本来の感覚が回復してくると，問題のある部位とそうでない部位の違いが分かってくるなど，健康的な身体感覚が戻ってくるのである。

　図 1-14 に症例の経過と考察をまとめて図示した。

4 症例2　痙攣性発声障害

40 歳代男性：主訴は声が出にくい。

現病歴：もともと活動的な性格で明るく，ストレスを感じることもほとんどなかった。職場で責任ある立場についてから休日出勤も当たり前のようになり，帰宅は深夜に及び，休日は数カ月に一日という状態になった。半年ほど前から声を出し続けると，声が上ずったようになってついには声が出なくなってしまうという症状が出現した。そこで耳鼻科を受診し，検査を施行されたが異常はなかった。

　いわゆる失声症とは異なり，場面によっては普通に声が出る。会社などで話し続けると出なくなってしまい，相手も聞き取れなくなるので仕事にも支障が出て困っているとのことであった。心理的因子の関与を疑われ，紹介されて当院心療内科を受診された。

経過：診察すると頸部や肩などの筋緊張が強く，身体は疲れきっているのだが，本人はほとんど自覚がない。しかし，来院時には普通に話せ，本人はそれを不思議に思っていた。バイオフィードバックで筋緊張をフィードバックするとともに，自律訓練法によって力の抜けた感覚を体験してもらった。そのようなアプローチや面接を通して，かなりストレスのかかった生活であり，身体的・精神的に緊張した状態が続いていながら，そのことに全く気づかず，症状という「身体の声」を無視してきたことに徐々に気づかれるようになった。

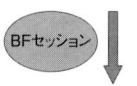

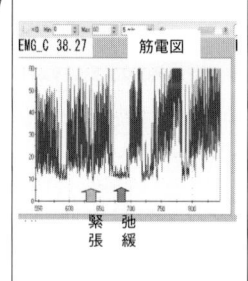

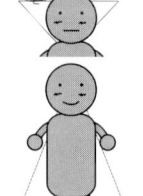

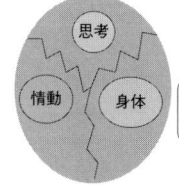

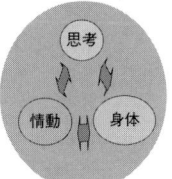

図 1-14 顎関節症（心身症）

やがて，仕事中に力を抜いたり休んだりすると声が回復することに気づき，自分で調節するようになった。また，徐々に肩こりや疲れの感覚が分かるようになり，症状も自分でコントロールできるようになって終診となった。

考　察：

　本症例は，器質的疾患による構音障害とは異なり，転換性障害による失声症とも異なる。痙攣性発声障害と思われる病態である。疲れや筋緊張の自覚に乏しく6節（60頁〜）で述べるアレキシソミアと言ってよい状態であった。身体感覚や情動という「身体の声」や「心の声」を遮断しているうちに，ついには自分の声が出なくなるという身体症状が現れた。受診やバイオフィードバックなどを通して，ようやくその声に気づいて耳を傾けた結果，症状とうまくつき合えるようになり，症状も軽快した，と見ることができる。

5 バイオフィードバックの特徴のまとめ

　バイオフィードバックには他のアプローチと比べてさまざまな特徴があるが，まとめると以下のようになる（表1-4）。

表1-4　バイオフィードバックの特徴

（1）客観的で目に見える指標を用いるため，分かりやすい。
（2）研究面への応用がしやすい。
（3）からだの状態に気づく手段として，また，内的感覚を高める方法として有用である。
（4）セルフコントロールへつなげやすい。
（5）他の補完代替療法，行動療法，ボディワークなどと併用することで相乗効果が生じ，その方法の持つ力を引き出すことができる。
（6）クライアントの持つリソースを引き出し，セルフ・エフィカシー（自己効力感）を高めやすい。

（1）客観的で目に見える指標を用いるため，分かりやすい。

　これは他の方法と異なる最大の特徴である。客観的な指標は見る人に

よって異なることがなく，共通の指標となり，治療においては共通の道しるべとなる。バイオフィードバックは主観的感覚が変化したときの客観的指標の変化をフィードバックして気づきを促し，コントロールを目指すものである。すなわち，主観的感覚と客観的指標の関係を治療的に扱うものと言える。

(2) 研究面への応用がしやすい。

　客観的指標を用いるため定量化しやすく，研究面への応用が比較的容易である。

(3) からだの状態に気づく手段として，また，内的感覚を高める方法として有用である。

　「心身症の病態とバイオフィードバック」の項で述べたように，心身症や機能的な身体疾患では，自己の感情や身体感覚の気づきの低下が病態に関わっているとされている。そのような病態に対してバイオフィードバックは身体感覚と客観的指標との関係性を扱うので，身体感覚の気づきを促す。身体感覚の気づきが高まると，感情の気づきにもつながっていく。身体感覚の気づきとバイオフィードバックについては，「身体感覚・感情の気づきとバイオフィードバック」の項で述べる。

　心身症患者の特徴であるアレキシサイミアやアレキシソミアの状態では，外にばかり目が向き自己の内面に目が向かない傾向がある。そのような状態に対してバイオフィードバックは，内的感覚を高め，内面への気づきを促すきっかけとなる。

(4) セルフコントロールへつなげやすい。

　バイオフィードバックでは，はじめは装置を用いてコントロールを試みるが，最終的には装置を用いずにコントロールが可能になることを目指す。からだの状態に気づき，自分で方法を見い出すので，治療場面から離れたセルフコントロールにつながりやすい。

(5) 他の補完・代替療法，行動療法（呼吸法，自律訓練法，筋弛緩法，リラクセーションなど），ボディワークなどと併用することで相乗効果が生じ，その方法の持つ力を引き出すことができる。

　たとえば，とくにバイオフィードバックと併用しやすい自律訓練法で

は，重感や温感トレーニングの際に，皮膚温やスキンコンダクタンス，筋電図などで客観的な変化を見ながら行うと，できているのかどうかが自分で確認できる。そのため，単独で行うのに比べてモチベーションが高まり，継続につながりやすい。

(6) クライアントの持つリソースを引き出し，セルフ・エフィカシー（自己効力感）を高めやすい。

　バイオフィードバックでは，生理指標を手がかりにコントロールを試みる。たとえば，筋電図やスキンコンダクタンスを手がかりにリラクセーションを行ってもらうときに，どんな方法でリラクセーションを行うかを治療者が提示する場合もあるが，とくに提示せず患者自らに見つけてもらうことも多い。すなわち，バイオフィードバックは患者の本来持つ自己調整力というリソースを引き出す。その結果セルフ・エフィカシー（自己効力感）を高めることにつながる。

　人間の身体には本来，病的な状態をよい方向に調節しようという能力が備わっている。しかし，持続的なストレスなどによって，その調整システムがうまく機能しなくなる。バイオフィードバックは人間が本来持っている調整機能を目覚めさせ，さらに学習によって調整能力を高めようとするものである。

6　身体感覚・感情の気づきとバイオフィードバック

1 アレキシサイミア（失感情症）とアレキシソミア（失体感症）[20]

　心身症の患者にアレキシサイミア（alexithymia：失感情症）の傾向があると提唱したのは，精神科医 Sifneos（シフネス）である[16]。アレキシサイミアの特徴は，1) 自分の感情や，身体の感覚に気づくことが難しい（鈍感である），2) 感情を言語表現することが難しい，3) 自己の内面へ眼を向けることが苦手である，といったことがあげられる。すな

わち，内面の感情や感覚の気づきが低下して，感情を伝えることも障害されている状態を言う．このような傾向のある人たちには初めから分析的な心理療法を行うことは難しく，心身医学的アプローチが必要であると考えられた．

アレキシサイミアの生物学的な機序としては，1）脳幹部や大脳辺縁系と大脳皮質のとくに言語中枢領域との伝達機能障害，2）左右大脳半球の機能的乖離，3）右大脳半球での何らかの機能障害などが関与しているという説がある[21]．いずれにせよ，大脳辺縁系レベルの情動と大脳新皮質レベルの知性との間の伝達機能障害（機能的解離）が関連していると考えられる．

4節（45頁）で述べたように，Ikemiらは「アレキシサイミアのケースでは感情だけでなく，身体感覚の気づきも低下していることが多い」と述べ，その状態をアレキシソミア（alexisomia：失体感症）と呼んだ[17]．アレキシサイミアが情動と知性との乖離であるのに対して，アレキシソミアはもっと原始的なレベルでの身体感覚と知性との乖離が関与していると考えられる．

一方，慢性疼痛などの患者では，従来から症状の閾値の低下が疼痛の持続に関連しているとされ，Barskyらは身体化障害の患者におけるsomatosensory amplificationという概念を提唱している[19]．感情の気づきの低下した状態では，情動の抑圧や前述の伝達機能障害などに伴って，抑圧された感情が身体症状化する機序により一部の身体感覚が過敏になり，一方で全体的な気づきは低下するなど，何らかの身体感覚の逸脱が併存するのではないかと推測される．

バイオフィードバックは，身体の状態と自分で感じる身体の感覚をマッチングさせ，感情や身体感覚の気づきを促す方法として重要である．身体感覚が回復して，気づきが高まるプロセスの中で，感情・情動・身体と知性の間のコミュニケーションが改善され，機能的な乖離が回復していくと考えられる．

2 身体感覚の気づきに関する研究[18]

　このような気づきの低下や身体感覚の逸脱について検討するため，これまでに我々は，心身症患者や機能性身体疾患群における，PSP（5節46頁を参照）の客観的生理指標と，自覚的感覚の関係性について調べてきた[13,22]。

　その中で，「緊張」に関する（客観的）生理指標と（主観的）自覚的スコアのストレス負荷前後の変化を検討した研究[22]では，患者群の緊張に関する生理指標のストレスに対する反応が健常群に比べて有意に低く，ストレス前後の自覚的緊張感は健常群に比べて有意に高かった。また，患者群においてはストレスに対する生理指標の反応が小さいほど自覚的スコアが高い，という関係が見られたのに対して，健常人ではそのような関係は見られなかった。すなわち，患者群では，健常群と比較して，緊張に関する主観的指標と客観的指標の間の関係性に何らかの違いがあると考えられた。これらの結果は，患者群の「緊張」に関する身体感覚が，過敏であったり鈍くなったりして，健常人と比べて逸脱している一側面をとらえたと考えられる。

　さらに，緊張感を「精神的緊張感」と「身体的緊張感」とに分け，ストレス負荷前後の緊張・弛緩の身体感覚の変化および生理指標の差異を検討した研究では，客観的生理指標において有意差は認められなかったのに対し，患者群は健常群に比べ，自覚的緊張感が精神的にも身体的にも有意に高かった[18]。とくに身体的緊張感については，健常群に比べ緊張・弛緩のメリハリの小さいパターンであった。

　健常人はストレス時のみ身体的緊張を感じるのに対して，患者群はストレス前もストレス後も高い緊張を感じるために，ストレス中との差（メリハリ）が小さくなったと考えられる。また，患者群の精神的緊張感が高いのは，同じストレスで生理的な緊張の程度に差がなくても，精神的な緊張を健常人に比べて高く感じていることを表している。

　このような傾向はアレキシソミアとの関連が示唆される。常に高い緊張を感じていると，弛緩した感覚が分からなくなり，したがって両者の

差が分かりにくくなるのであろう。アレキシソミアは身体感覚の気づきが低下した状態を言うが，この背景に，通常よりも高い身体的緊張感の持続があり，気づきがマスクされた状態になっていると考えられる。

3 気づきへのプロセスとバイオフィードバック

　Ikemiらは，アレキシサイミアやアレキシソミアのような気づきの低下した状態に対して，言語的な心理療法よりも，"body-oriented techniques" すなわち，身体から入るアプローチの有用性を唱えている。中でもとくに，バイオフィードバックは身体的な気づきを促すうえで有用であると述べている[17]。

　バイオフィードバックにより，フィードバックされた身体の状態と，自分で感じるからだの感覚との間の乖離に気づくことが手がかりになって，本来の身体感覚の気づきが高まる。そのようなプロセスの中で，前述の脳幹や大脳辺縁系と大脳新皮質の機能的乖離が改善し，伝達機能が回復すると考えられる。身体感覚の気づきが高まると，感情の気づきにもつながり，心身相関の気づきにもつながっていく。

　このような気づきのプロセスは，認知行動療法における自己の認知への気づき，すなわちメタ認知的なプロセスと共通する部分もある。認知行動療法が，自己の思考に対する関わり方をメタレベルで変化させることで作用するとすれば[23]，バイオフィードバックは身体感覚に対する関わり方に気づきをもたらし，変化させることで作用すると言ってもよいかもしれない。

　それらの気づきを治療者と共有することは，言語化や対話という過程を伴うため，一層感覚と思考のつながりを促進し，患者自身の内面だけで気づきを深めていくのに比べて，より開かれたプロセスを生み出す。とくにバイオフィードバックは患者自身の身体の中で起こっていることを客観化し，それを患者と治療者の間で共有できるので，そのようなプロセスを促進する効果が大きいと考えられる。

　バイオフィードバックはいわば「からだの声を聞く」方法であり，自

己の内的感覚を高める方法である。バイオフィードバックによって身体感覚の気づきが深まると，自分の感情にも気づきやすくなる。すなわち，感情の気づきや表現ができるようになり，アレキシサイミアやアレキシソミアの病態が変化すると考えられる。今まで外に向いていたものが内に向けられ，自分の身体や内面の感情に気づきやすくなるのである。身体感覚の気づきは抑圧された感情への気づきと深く関連していると言われており，これらの気づきが深まると，カウンセリングなどの心理療法への導入もしやすくなるだろう。

参考文献

1) Mark S Schwartz, Frank Andrasik (eds): Biofeedback: A Practitioner's Guide-3 rd ed. New York, The Guilford Press, 2003.
2) Barsky AJ, Borus JF: Functional somatic syndromes. Ann Intern Med 130: 910-921, 1999.
3) Wessely S, Nimnuan C, Sharpe M: Functional somatic syndromes: one or many? Lancet 354: 936-939, 1999.
4) 中井吉英，村上典子，福永幹彦，他：胃・十二指腸潰瘍の再発について行動医学的観点よりみた病態と疫学に関する研究．厚生省精神・神経疾患研究7年度研究報告書　心身症の臨床病態と疫学に関する研究：93-98, 1996.
5) 神原憲治，三谷有子，福永幹彦，石野振一郎，竹林直紀，中井吉英：心身症患者におけるPsychophysiological Stress Response の特徴．心身医学 45：685-695, 2005
6) バーバラ・B・ブラウン（著），石川　中（訳）：心と身体の対話（上）―バイオフィードバックの世界．紀伊国屋書店，1979.
7) Shhwartz MS, Andrasik F: Headache. Mark S Schwartz, Frank Andrasik (eds)：Biofeedback: A Practitioner's Guide-3 rd ed: 275-348, 2003.
8) Suess WM, Alexander AB, Smith DD, Sweeney HW, Marion RJ: The effects of psychological stress on respiration: a preliminary study of anxiety and hyperventilation. Psychophysiology 17: 535-540, 1980.
9) Grossman P: Respiration, stress, and cardiovascular function. Psychophysiology 20: 284-300, 1983.
10) Lehrer PM, Vaschillo E, Vaschillo B: Resonant frequency biofeedback training to increase cardiac variability: rationale and manual for training. Appl Psychophysiol Biofeedback 25: 177-191, 2000.
11) Corlett EN, Mahadeva K: A relationship between a freely chosen working pace and energy consumption curves. Ergonomics 13: 517-524, 1970.
12) Berntson GG, Bigger JT, Jr Eckberg DL, Grossman P, Kaufmann PG, Malik M, Nagaraja HN, Porges SW, Saul JP, Stone PH, van der Molen MW: Heart rate variability: origins, methods, and

interpretive caveats. Psychophysiology 34： 623-648, 1997.
13) Kanbara K, Fukunaga M, Mutsuura H, Takeuchi H, Kitamura K, Nakai Y： An exploratory study of subgrouping of patients with functional somatic syndrome based on the psychophysiological stress response： its relationship with moods and subjective variables. Psychosom Med 69： 158-165, 2007.
14) O'Malley PG, Wong PW, Kroenke K, Roy MJ, Wong RK： The value of screening for psychiatric disorders prior to upper endoscopy. J Psychosom Res 44： 279-287, 1998.
15) Henningsen P, Zimmermann T, Sattel H： Medically unexplained physical symptoms, anxiety, and depression： a meta-analytic review. Psychosom Med 65： 528-533, 2003.
16) Sifneos PE： The prevalence of 'alexithymic' characteristics in psychosomatic patients. Psychother Psychosom 22： 255-262, 1973.
17) Ikemi Y, Ikemi A： An oriental point of view in psychosomatic medicine. Psychother Psychosom 45： 118-126, 1986.
18) 神原憲治, 伴　郁美, 福永幹彦, 中井吉英：身体感覚の気づきへのプロセスとバイオフィードバック．バイオフィードバック研究 35：2008.
19) Barsky AJ, Goodson JD, Lane RS, Cleary PD： The amplification of somatic symptoms. Psychosom Med 50： 510-519, 1988.
20) MIND-BODY THINKING. COM　http：//body-thinking.com/
21) 小牧　元, 久保千春：心身症とアレキシサイミア．神経研究の進歩 41：681-688, 1997.
22) Kanbara K, Mitani Y, Fukunaga M, Ishino S, Takebayashi N, Nakai Y： Paradoxical results of psychophysiological stress profile in functional somatic syndrome： correlation between subjective tension score and objective stress response. Appl Psychophysiol Biofeedback 29（4）：255-268, 2004.
23) 杉浦義典：治療過程におけるメタ認知の役割．心理学評論 50：328-340, 2007.

2 リラクセーション法

　私たちは，毎日の生活の中でたとえば仕事や勉強で長時間机に向かい体のこわばりを感じたときに深呼吸をしたり背伸びをしたり，散歩をしたりしている。また思い通りにならなくてイライラしたときには，人に話したり好きな音楽を聴いて気晴らしをすることがあるだろう。しかし，その方法はときに不十分であったり，偏っていたりすることもある。というのは，その方法が不完全であるというだけではなく，自分に心身の緊張があることに気づいていても，その緊張が慢性化したため，弛緩していることに気づけない場合もあるからである。これらの典型とされているものに，"タイプ A"，"アレキシサイミア"，"アレキシソミア"がある。タイプ A は，競争心が強く，せっかちで周囲からの是認を気にかけ精力的に仕事をこなす性格傾向が強く，冠状動脈性心臓疾患を起こしやすい性格傾向である[1]。また，心身症研究では感情表現が困難で，夢に乏しいというアレキシサイミア[2]，体感表現が乏しく，ストレスに対しての反応が低いアレキシソミア[3]がある。田嶋[4]は，「タイプ A やアレキシサイミアの人は心構えが現実・外界に固定されていて，自らの内界に向かいにくい。そのためにストレス状況やストレス反応の認知が困難になり，身体が無理をしてしまう傾向がある」と述べている。また，現代社会ではこのような性格傾向を背景に，身体を一つの道具とみなし，支配しコントロールしようとする傾向が強くなることから，心身の緊張状態やそれによって引き起こるストレス反応に気づくことができない人が多いのではないかと述べている[5]。緊張や弛緩に気づけないから対処できないし，緊張状態が続くことで心身の不調に陥ったり，衝動的な行動をとってしまうことになりかねない。それゆえ，リラクセー

ションが必要になるのである。

1 リラクセーションとは

　リラクセーションは緊張と対応する心身の状態を示す言葉として使用されることが多い。心身相関に基づいて神経生理学的な説明をするまでもなく，心理的緊張状態が身体的緊張状態を誘発し，その逆もあるということはしばしば経験されることである。人が活動するということは，その活動を推進する緊張を必要とすることなので，緊張それ自体は問題ではない。問題は，適度に緊張することができずに過度な緊張をしてしまうことである。反対に弛緩した状態が健康やセルフコントロールに有効であるのなら，たとえばマッサージを受けるなど外部から刺激を受けて筋緊張をとったり，筋弛緩剤などの生化学的な刺激によって緊張状態を低下させればよい。たとえば，スポーツ場面であがりの状態を対処しようと直前にマッサージをしたり，弛緩剤を服用したとすれば，気持ちが盛り上がらず思うような結果は得られないだろう。しかも，このような刺激に対しては慣れが生じやすく，しかも効果が持続しなくなることもある。それゆえ，自らが緊張をまず感じ，コントロールして筋弛緩を体験できるようになることが必要なのである。リラクセーションの課題は，力を発揮しなければいけないときに適度な緊張を自ら発揮することができ，ゆるめたいときにゆるめることができるという，自分が置かれた状況に応じて適切な緊張と弛緩のバランスをコントロールする主体的な活動の仕方を獲得することにあると言える。

2 リラクセーションの効果とその活用

　リラクセーションの効果と活用を領域ごとに大別すると（1）心理臨床領域，（2）スポーツ領域，（3）ストレスマネジメント教育に分けられる。
　心理臨床領域では，心身症の患者における不安や緊張と症状は関係性

があると考えられるため，治療法として用いられる。

スポーツ領域では，各種の心理的スキルトレーニングとしてメンタルトレーニングの基本として取り入れられている。これは，不安や緊張の軽減効果に加え，イメージ早期の準備段階としてのリラクセーションが位置づけられている。

ストレスマネジメント教育とは，ストレスに対するセルフコントロール能力を育成するための教育の援助として健康教育の中に普及されている。

そこで，私自身が日常で心理臨床，スポーツ，ストレスマネジメント教育，セルフケアなどそれぞれの立場として利用しているリラクセーション法（呼吸法，漸進的筋弛緩法，自律訓練法，ダイナミックフローストレッチ）について，次に紹介する。

3 リラクセーション法の実際

1 呼吸法

呼吸は，わたしたちがとまることなく日々行っている行動の1つである。しかし，呼吸を効果的に行うことができている場合は，実は少なく，呼吸パターンが情動とかなりの関係があることは心理・生理的なメカニズムにおいても示されている。たとえば，恐れや怒りの状況では「胸式呼吸」になり，呼気と吸気の間が短くなる傾向がある。反対に，落ち着いているときには「腹式呼吸」を行っている。

呼吸法と呼ばれるものの多くは穏やかな気分のときの腹式呼吸のパターンを随意的に行うものであり，東洋的行法の中に含まれるものが多い。呼吸法を重視する，座禅，太極拳，気功，ヨガなど共通する最も基本的なポイントとしては，次のことに留意する必要がある。

①姿勢

体位によって，腹式呼吸と胸式呼吸の優位性は変わる。すなわち立位のときは呼吸筋の活動が高まり，仰臥位のときには弱まるので，寝てい

るときは横隔膜による呼吸が優位になる。したがって，横になった姿勢のほうが腹式呼吸は容易になるので慣れないうちは仰臥位で行うのがよいだろう。慣れてきたらどちらの姿勢でも容易に行うことができるはずである。その際，体軸が重力に対してまっすぐにあるように姿勢を維持するとより効果的である。

② 「吸息」と「呼息」

　呼吸に類似の言葉として「息」という言葉がある。これは「自分のこころで呼吸する」という意味であり，吸う息は自然に任せ，吐く息は吸う息よりも長くするようにする。吸う息の時間の2～3倍程度になるようにするのがコツであるが，それをあまり意識するとかえって緊張する場合も多く見られるため，下記の順番で指導を行うことをすすめる。

1）初めは，まず吐く息だけに意識を向ける。「少しずつ，細く，遠くへ」吐いていく。
2）吐く息を自然に感じ始めたら，吐く息と同時に力の入っていると感じる部分の筋緊張や，今感じているネガティブな感情を外に吐き出すイメージで呼吸を続ける。
3）からだの力が抜ける感覚を感じ始めたら，吸う息に意識を向け，ゆったり呼吸を行う。

③ **身体感覚に対する気づき**

　息を吸うときは腹がふくれてからだが緊張し，吐くときには腹がへこみからだが弛緩する。呼吸に伴って自然に生じるからだの緊張と弛緩に注意を向けることが，心身のセルフコントロールにとって重要である。注意を集中し，からだの感覚に気づきやすくするためにも，吸息後に2, 3秒ポーズをとってから息を吐くとより効果的である。いずれの場合においても，あまり形式にとらわれず，そのときの自分が楽だと感じる方法でスタートすることが大切である。

2 自律訓練法

　Schultz（シュルツ，1932[6]））は，催眠の生理・心理学的メカニズムに

ついて研究を始め，催眠状態の基本的要因として弛緩が重要であることを知り，"Das Autogene Training（自律訓練法）"を出版した。

自律訓練法（以下，AT）の目的は，注意集中や自己暗示（公式）の練習によって全身の緊張を解き，心身の状態を自己調整できるようになることである。わが国では，主に精神医学や心身医学の領域で導入され，現在はスポーツや健康領域でも広く適用されている。ATにより自律神経系の活動に好影響を与えることも事実であるが，この訓練法の最大の特徴は，人間の主体性・自発性を自らの努力によって達成するための方法であるということである。

自律訓練法は，準備段階，標準練習，イメージ練習，特殊練習の4つの部分からなり，中心になるのは標準練習である。標準練習が終了したら，目的によってイメージ練習か特殊練習の2つのコースのいずれかに進むとよいであろう。準備段階と標準練習は，下記に示す。

準備段階
○心構え

虚心，持念，留意という3つの心構えがある。虚心とは，公式を早く実現しようと焦ったりせず，ぼんやりと公式に心を向けていることで受動的注意集中とも呼ばれている。「身体が重たくなる」と構えるのではなく，「向こうから自然と重たい感じがやってくる」といった構え方である。持念とは，絶えず公式を心の中に維持することであり，留意とは，公式が示す身体部分に心をおくことである。

標準練習
○練習回数と時間

標準的な方法では「三々九度」と覚えておくとよいのではないだろうか。1日，朝，昼，晩と3回行い，1回につき3試行行う。1試行練習が終わったら，終了し覚醒し，すぐに2試行目に取り組む。1試行の練習時間は初めは30～60秒とし，それ以上は長くしない。

○終了覚醒（取り消し作業）

1試行練習が終了したら，両腕を強く何回か屈伸し，深く深呼吸をして目を開けるという動作を行う。自己催眠を解く動作なので，この動作

表2-1 標準練習

1. 安静感	訓練公式「気持ちが（とても）落ち着いている」
2. 重たい感じ	訓練公式「右（左）腕が重たい」
3. 温かい感じ	訓練公式「右（左）腕が温かい」
4. 心臓調整	訓練公式「心臓が静かに規則正しく打っている」
5. 呼吸調整	訓練公式「楽に息をしている」
6. 腹部の温感	訓練公式「胃のあたりが温かい」
7. 額の冷感	訓練公式「額が涼しい」

は非常に重要になる。もしも，1度行ったうえですっきりと覚醒できない場合には，これを何回か繰り返すとよいだろう。

ただし，喘息や過呼吸，心臓疾患系の症状がある場合には，その器官の公式を唱えないほうが妥当と思われる。スポーツ界では，1960年のローマオリンピック直後から競技選手への心理的サポートが検討される気運が高まり，日本でも東京オリンピック以降，選手の競技力向上のために積極的に自律訓練法を適用し，顕著な効果をあげている。

3 漸進的筋弛緩法

漸進的筋弛緩法は，心身のリラクセーションを段階的に得るために，Jacobson[7]によって開発された訓練法である。

彼は，生体の1,030個あまりの骨格筋が常に慢性的な緊張状態を作り出していることを明らかにした。この骨格筋は，大脳や神経系と密接に結びついて，常に興奮・緊張状態にある。そこで，これらを筋弛緩させることによって大脳の興奮を低下させ，不安を軽減することができると考え，ストレス緩和や神経症の治療法として，筋弛緩の体系的技法を開発した。前述した自律訓練法が心理面から心身のリラクセーションをもたらす技法だとすれば，漸進的筋弛緩法は，身体的側面からのリラクセーションを目的とする方法である。

いずれにしても，心身交互作用によって，最終的には心身のリラクセ

ーション体験ができるようになっているが，自律訓練法では心の中に身体イメージを思い浮かべて，それに対する注意の仕方（受動的注意集中）が求められるため，小学生や中学生の中には難しく感じる子供がいる。一方，漸進的筋弛緩法は，現実の身体の緊張と弛緩を手がかりにするため，外界や他者に向けられている心的心構えを自分の内界に向けやすく，手応えを実感できる可能性が高いため，子供にはこちらのほうが導入しやすいとも言われている[8]。

進め方

　原法では，1セッション40分から1時間かけて行うのが望ましいとなっている。姿勢は仰臥・横臥・椅子やソファーに腰をかけた姿勢のどれでもよく，施行する人が一番落ち着く体勢で行うことが望ましい。訓練中は閉眼で行う。訓練する筋肉部位に注意を集中させ，その筋肉部位に力を入れ，10秒ほどその状態を保ち筋緊張を感じ取る。緊張感を感じたらそこから一気に脱力する。そして脱力中，脱力後に弛緩の状態を10秒くらい感じる。この繰り返しで小さな筋肉から大きな筋肉へと移っていくことが望ましい[9]。

4 ダイナミックフローストレッチ

　われわれは，日常不安や緊張を抱いたとき，筋肉の緊張や呼吸の乱れが高まる。また逆に筋肉の緊張や呼吸の乱れが，さらに不安などを増強させる。そのため，筋肉のリラックスした感覚を自身で感じながらからだの緊張レベルを低下させ，そのとき同時に感じる感情と対話していくプロセスは，からだとこころを休める方法として有効である。ストレッチは，筋肉を"伸長する"という意味で用いられるが，筋肉は1）適度に使うと鍛えられ，筋肉量が増え，力がつき，疲れにくくなり，関節が安定する，気持ちがよい，2）使わなければ萎縮し，筋量が減少し，筋肉は低下し，疲れやすくなり，関節が不安定になり，痛いという性質を持っている。したがって，ストレッチは運動や特別な活動の前後だけではなく，日常生活を営むうえでも，生活を支え，心身を支える役割を持

つ．さらに，ストレッチは身近でいつでも行うことができ，限界まで無理をしたり，前日よりもさらに伸ばそうとする必要はなく，人と競いあうものでもない．また，ストレッチは幼いころから誰もが経験したことのある方法であるため，取り組みへの壁（新しいことを学ばなければいけないなど）が低いと考えられる．これは継続のうえでも大事なことであり，新しいことを始める際にはできるだけ施行者の心理的な壁を低くすることがポイントであると思われる．自分にとってリラックスした状態，つまりは心身の自然な流れを感じながら能動的に心地よく行うストレッチを筆者らはダイナミックフローストレッチ（DFS）と名づけた．DFSでは，ゆっくり呼吸とからだの動きをあわせながら，自分のからだと深く対話する感覚を養う[10]．このプロセスの中で，心の変化にともない変化するからだの状態を，より理解することができるのである．とくに，慢性疼痛患者においては，今までの受療体験として，受動的なアプローチ（鍼灸，マッサージ，筋弛緩剤，ブロック注射など）が多いため，初めての能動的なアプローチとして紹介する場合が多いが，多くの患者は「自分にまだできることがあった」と喜ぶ．DFSを行うことが習慣になると，たとえば症状が発症したとき，自分のからだをストレッチによってゆるめることで，からだとともに心もゆるめることができる．このため，患者からは「自分で治せる」「自分にもまだ力が残っていたのだと感じられて嬉しい」との声も多く聞く．このことは，症状の改善だけではなく，自己効力感の向上という面も含め，健康状態の回復にあたると筆者は考えている．また，私は指導の際に患者に下記のことをポイントとして伝えている．①DFSを行っているときには呼吸が止まることはないこと，②筋肉を伸張しながら伸びている感覚，ゆるむ感覚をしっかりと感じること，③そのとき，そのときの自分の体調に合わせて自分のペースで行うこと，である．多くのポイントを伝えることよりも，少しのポイントを各々の患者に理解しやすい形で伝えることは，自宅で患者が実施する際の助けになる．

4 リラクセーション法とバイオフィードバックの併用について

　さて，ここまでそれぞれのリラクセーション法の紹介をしてきたが，その各種方法とバイオフィードバックを併用する（臨床バイオフィードバック併用法）にはどのようにすればよいのかということについて述べる。臨床バイオフィードバック併用法の最大の利点は，患者自身が各種の方法を行うことで感じる主観的な感覚と客観的な指標を同時に見ることができ，自身の心身相関への気づきを深めるきっかけとなることである。また，現状をふまえたうえで自身がどのように今後各種の方法を行うとよいのか自己評価できること，臨床バイオフィードバック併用法を通して自分自身で次回までの目標設定を行うことができる。このことにより能動的に自分で治せる感覚が感じられるようになる。さらには，バイオフィードバックの結果を患者と指導者が共有できることでコミュニケーションの疎通もスムーズになることなど利点は多い。のちほど，筆者らが経験したバイオフィードバック併用法における臨床応用を紹介する。

　臨床バイオフィードバック併用法には，大きく分けて2つある。1つは，各種リラクセーション法を行いながらリアルタイムに自律神経系の指標（呼吸，心拍，皮膚温，筋電位など）をフィードバックし，いかにして自律神経を安定させるかを自分自身で試行錯誤していく方法。もう1つは，各種方法を行い，終了時に結果をフィードバックし，セラピストとともにカウンセリング（主観的感覚と客観的感覚について）を行う方法である。通常は，2つの方法を交互に行いながら，さらに身体感覚への注意を鋭敏にさせるほうが，有効性が高い印象がある。心療内科外来受診の患者を対象に，バイオフィードバックのみ群とDFSとバイオフィードバックの併用群における自覚的体調スコアを比較したところ，併用群のほうがバイオフィードバックのみ群より症状を含めた体調評価が有意に改善されていたことが分かった[10]。臨床バイオフィードバック併用法では，自分で行った各種リラクセーション法の結果を自身が確

認することで，主観的感覚（自覚）と客観的感覚（バイオフィードバックの結果）の乖離を小さくし，最終的には症状も含めた自覚的体調評価の回復が得られることが示唆される．また，臨床バイオフィードバック併用法のセッションを通して「なぜ自分は症状が出るのか」「どのようなときに症状や自律神経機能の乱れが生じるのか」を患者本人の力で明確にすることができる印象も受ける．

1 リラクセーションプログラム

それでは，私が実際に行っているリラクセーションプログラムについて紹介しよう．このプログラムは2つのコースから構成されている（参照；http://www.natural-clinic.jp/muse/muse_therpy.html）．

1つは，ダイナミックリラクセーションである．これは，各種リラクセーション法を行い，その結果をバイオフィードバックで確認しながら私とマンツーマンで行うコースである．このコースは，患者にあったリラクセーション法の習得，心身相関への気づきを深めることを目的とする．各種リラクセーション法を行った際のからだの状態をリアルタイムにバイオフィードバックで確認できることから，患者オリジナルのリラクセーション法が習得できることになる．このコースには，今までさまざまな治療法を試してきたがあまり望ましい結果が得られず，実際に今の自分のからだの状態を目で確認したい方，さまざまな症状（主に，疼痛，不安，抑うつ状態，斜頸，書痙など）を改善するためにリラクセーション法を学び，症状のセルフコントロールを目指す方，自分にとってベストな方法を見つけたい方が多い．

初回時には今の心身の状態を自覚し，理解してもらうことを目的として，自律神経機能検査を行う．これは，ストレスプロファイルと言われるもので，安静時，ストレス時のからだの状態（とくに自律神経系で支配されている指標：心拍，呼吸，脈波，手掌発汗量，末梢皮膚温，筋緊張）が測定できる．ここで患者と主観的に感じたからだの感覚と，実際の結果の関係について話し合う．この際，「安静時にこんなに筋緊張が

あるとは思っていなかった」「呼吸が浅いなんて自分の呼吸を意識して感じたことがなかったから分からなかった」「ストレスがかかったとき，手掌の発汗（精神性発汗）をいつも感じていたが，気のせいではなかった」「私が冷たいと感じることがあるが，ストレスの有無にかかわらず日常的に手の温度が低いとは思わなかった」など今までの経験を語り始める患者は多い。患者が感じたからだの感覚を言語化してもらえることで，筆者ともより明確に情報を共有し，理解を深めるきっかけとなる。また患者自身も言語化することで自分の今まで感じてきた感覚を明確化することもできる。さらに，各時系列（安静時，ストレス負荷時，ストレス負荷後の安静時）において変化した患者の特徴（たとえばストレス負荷後の安静時に右肩の筋緊張が残るなど）を指標に，患者にあったリラクセーション法を選択する（たとえば，自身ですでに呼吸のしにくさなどを感じる場合には，呼吸法の導入から。主観的にも客観的にも呼吸も浅く速いうえに筋緊張も強く見られるタイプにはヒーリングストレッチから。からだと動かすことが今はとにかくしんどくてというタイプには，アロママッサージなど香りから心身をゆるめ，仰臥位でできるアプローチから，など患者の要望やバイオフィードバック結果から患者の状態にあった導入を行う）。

　この時点で，セラピストとクライアントが足なみをそろえ，よい関係性をつくっておくことは最大のポイントであり，今後の流れにも大きな影響を及ぼす。

　2週目以降はストレスプロファイルによって，最も患者が分かりやすい指標を用いて（たとえば，筋緊張の出やすいタイプには筋電位を指標にする）筋電位評価，自覚的体調評価（10段階評価），心理テスト（POMS）を行いそれぞれのベースラインを測定する。そのあと，各種リラクセーション法を筆者とともに行い，体感してもらう。その後，ホームワークとしてどの程度，どのようにリラクセーション法を実施できそうか（回数や日常生活で行えそうな時間，環境など）を共に細かく考えていく（ときには，症状を発症してから外の光を1日浴びないケースなどでは，部屋の模様替えなど環境調整から行うこともある）。

もう1つは，ダイナミックフローストレッチである。これは，リラクセーション法の実際で紹介したDFSを1時間，集団で行う。このコースは，ゆったりと呼吸とあわせたストレッチを行うことで，筋肉の緊張―弛緩の感覚を促し，心身相関を感じる感覚を養うことを目的としている。このコースには，DFSをじっくりと体験したい方，仲間とともにDFSを行いたい方，ダイナミックリラクセーションでセルフコントロールが可能となり，セルフケアとして通われる方が多い。

2 症例　緊張型頭痛

患者：32歳，女性，
主訴：頭痛，めまい，立ちくらみ
臨床診断：緊張型頭痛
家族歴：特記事項なし
既往歴：31歳時卵巣嚢腫摘出術
現病歴：X-1年出産。出産後，卵巣嚢腫摘出術を施行。X年4月よりめまい，頭痛を自覚。以後，動悸，息苦しさ，激しい頭痛のための開眼困難も加わり，婦人科にて精査するも異常所見認めず。X年5月，婦人科より心身医学的治療目的にて当科紹介受診となった。X年9月より当科心療内科外来と並行してダイナミックリラクセーション（以下，DFS）を開始した。
身体所見：身長160 cm，体重53.5 kg，血圧110/74 mmHg，脈拍54 bpm，整，意識は清明，左右頸部，両側背部，および僧帽筋上部に圧痛あり，腹部は平坦，軟，右季肋部に圧痛あり，腸音の亢進なし。
神経学的所見，画像所見：四肢腱反射，バレー兆候，フィンガーノーズ試験異常なし，頭部CT異常所見なし。
心理社会的背景：現在，夫，息子の3人家族。幼少時から大人びた子供と言われ，学校生活も孤独で寂しかったという。夫とともに放射線技師をしていたが結婚を機に患者は退職。現在無職。夫の両親は健在であり，姑が週に1回程度患者宅を訪れる。

治療経過（図2-1）：

　初回時，頭痛の発症は2・3回／日，週2回程度だが，発症要因に思い当たるところはないと話した。筆者と話す間，そして歩く姿も肩の位置が非常に上がっており，表情も硬く，上半身の筋緊張は高い印象があった。ストレスプロファイルでは，安静時から筋緊張が高く，呼吸が浅く速かった。さらにストレス負荷中も，ストレス負荷後の安静にもこの状態は続いた。結果をクライアントにフィードバックしたところ，「肩こりはいつもひどく，でもいつもこっているからか最近はどのような状態が肩がこっているのか，力が抜けたってどんな感覚なのかが分からない。ときには首に力が入りすぎて声が出しにくい」と話してくれた。筋緊張と頭痛の関連性について説明をした結果，「やっぱり筋肉の緊張と症状は関係してるんですね。でも，いつ緊張しているのか分からないんです」と話した。このクライアントの場合，上半身の過緊張が慣性化しているため，筋肉の緊張・弛緩の感覚が鈍っており，この過緊張が症状と関係している可能性が強くうかがえる。そこで，この感覚を回復させることがまず必要なため，DFSから導入，その後呼吸法の習得をすることとした。さらに，安静時の筋電位評価を行った結果，左咬筋の緊張が認められ本人の自覚と一致していたため左咬筋を指標に2回目以降のセッションを行うこととした。面接時，患者は急に流涙したが理由について述べることはなかった。ホームワークとしては，DFSのポイントを伝え，まずはゆっくりと首を回旋する方法だけをしてもらうよう伝えた。そして，このホームワークを通して動く筋肉の状態，呼吸の状態，そしてその時々の気持ちをセルフモニタリングしてもらうこととした。

　2回目来院時，毎日ストレッチを行ったところ，「初めは首を回旋すると痛くて呼吸ができなかった。でも，呼吸（とくに呼気）をしっかり意識しながら回旋していくと顔が温かくなることを感じ始めた。その後，回旋も楽になり，夜口を開けて寝ている自分に気がついた」と話した。筋電位評価では，初回時に比べ左咬筋の低下が

見られた。頭痛は軽快した様子であったが，初回時同様流涙。

　3回目の来院時には，非常に肩の位置が落ち，笑顔で来院された。さらに左咬筋の筋電位の低下を認め，「緊張感がなくなり体が軽く感じ，久しぶりに買い物に出かけてみた」と話した。この回にも患者は流涙し，ここで初めて症状発症の背景に姑との関係における心理的な問題が強く関連している可能性を述べた。そこで改めて「心身相関の話，ストレッチを行うことでからだが弛緩し，気持ちの表出を可能にした可能性，これまで抱えてきた自分の悩みを言葉として表現できたことの素晴らしさをフィードバックしたところ，症状は自分の生活を乱すものだと憎らしく思ってきたが，自分で自分のからだのコントロールができるようになったことで，自分の存在に自信ができた。症状のおかげで，このような方法にも，先生にも出会えてよかった」と，症状をポジティブにとらえる感想をも

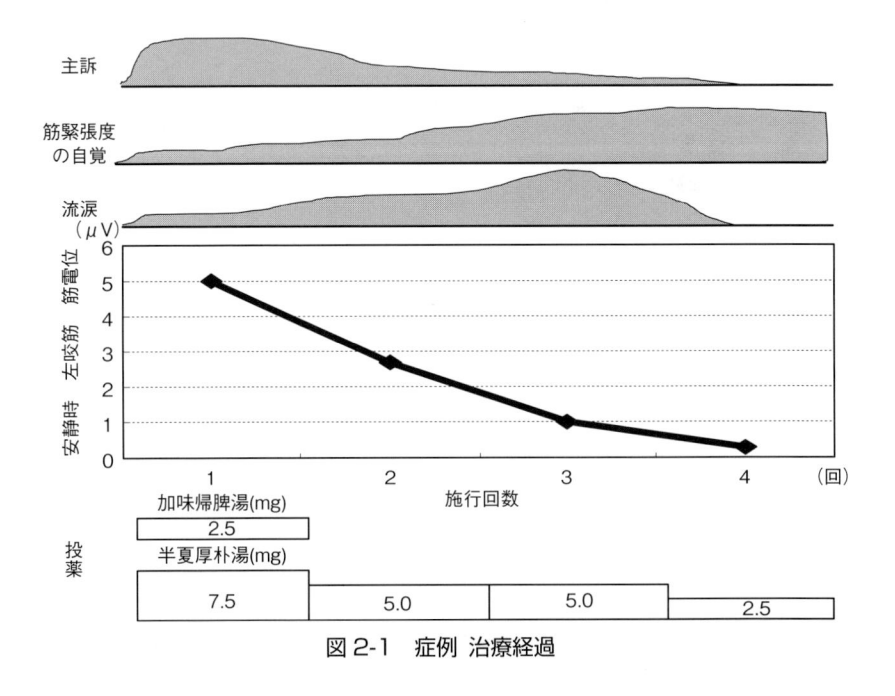

図 2-1　症例 治療経過

らった。
　4回目の来院時には，著明な筋電位の低下が認められ，以降頭痛，めまい，立ちくらみが消失。「自分にもできるという自信がついた。今後も悩みは出てくることもあるだろうけれど，再発した場合にもストレッチがあるから大丈夫。いいときも悪いときもからだを見てあげると自分のからだは素直に表現してくれていることが分かった。先生と自分を信じてしてよかった。毎回効果を確認できて，効果が出てきたことが嬉しくて続けられたと思う。体調もよくなったし，心身相関の意味を体感しました」と話した。そのときの表情は，自信に溢れており以前の彼女に見られなかった強さを感じ，4カ月間の治療でセッション終了となった。以後，症状の軽快から服用漢方薬の減量とともにセルフコントロールが可能となり，現在，症状はほとんどなく経過観察のみとなっている。

（掲載承諾済み）

参考文献

1) Fridman M, Rosenman R : Type A Behavior and your Heart. NewYork : Alfred A Knopf, 1974.
2) Sifnios PE : Problems of psychotherapy of patients with alexithmic characteristics and physical disease. Psychotherapy and Psychosomatics 26 : 65–70, 1975.
3) Kanbara K, Mitani Y, Fukunaga M, Ishino S, Takebayashi N, Nakai Y : Paradoxical results of Psychophysiological stress profile in functional somatic syndrome : Correlation between subjective tension score and objective stress response. Applied Psychophysiology and Biofeedback 29 : 255–267, 2004.
4) 田嶋誠一：心身相関とイメージ．精神療法 15（1）: 16–24, 1989.
5) 成田善弘：こころとからだのかかわり．小此木啓吾編：今日の心身症治療．金剛出版，88–96, 1991.
6) Schultz JH : Das Autogene Training. Stuttgart, George Theme, 1932.
7) Jacobson E : Progressive relaxation. The University of Chicago press, 1929.
8) 中込四郎ら，日本スポーツ心理学会（編）：スポーツメンタルトレーニング教本．大修館書店，2002.
9) 内山喜久雄：ストレスコントロール．講談社，1985.
10) 三谷有子，神原憲治，福永幹彦，石野振一郎，竹林直紀，中井吉英：当科における Stretch and Active Biofeedback の効果．第 32 回バイオフィードバック学会，2004.

3 臨床バイオフィードバックと認定制度

1 臨床バイオフィードバックセラピスト

　統合医療とは，従来の近代西洋医学中心の医療に，東洋医学やその他の非主流医学などの補完・代替医療（Complementary and Alternative Medicine：CAM）を，その安全性と有効性を検証しながら取り入れていくという新しい医療概念であり，近年米国を中心に研究と実践が広がりつつある[1]。統合医療においては，医師以外の医療専門家やCAM専門家も含めたチーム医療を「患者中心医療」として全人的観点から行っていく[2]。米国の主要大学の附属病院には「統合医療センター」が病院予算や財団の寄附で設立されつつあり，鍼灸や漢方などの東洋医学や，バイオフィードバック，心理療法，催眠，ヨーガ，瞑想などを中心としたmind-body medicine（心身医療）が実際の臨床現場で行われている[3]。医学教育にも統合医療は取り入れられ始めており，全米の医学校の75％でCAMや統合医療についての何らかのカリキュラムが組まれている[4]。また，米国医学教育学会の学会誌（2002年[5]）でも「統合医療教育」の特集が組まれており，今後さらに医療現場に取り入れられていくと思われる。

　このように，統合医療という新しい医療パラダイムの中で，医師以外のバイオフィードバック専門家が中心となり臨床応用されている米国の現状を検討することで，日本におけるバイオフィードバックの臨床応用の可能性も見えてくると考えている。本章では，米国でのバイオフィードバックの認定制度を紹介しながら，専門職としての臨床バイオフィードバックセラピストの日本における可能性について述べてみたい。

❶ 米国でのバイオフィードバック認定制度

　米国では，バイオフィードバック専門家の認定は学会（Association for Applied Psychophysiology and Biofeedback：AAPB）[6]ではなく，米国バイオフィードバック認定協会（Biofeedback Certification Institute of America）という独立した組織が1981年より行ってきた[7]。しかし，2010年3月には名称を『バイオフィードバック認定国際機構（Biofeedback Certification International Alliance：BCIA）』と変え，米国だけでなく世界各国のバイオフィードバック専門家のための認定組織を目指すこととなった。現在，「バイオフィードバック」「ニューロフィードバック」「骨盤底筋機能不全バイオフィードバック」の3種類のバイオフィードバック認定資格がある。また，各々に臨床，教育，技術の専門家ごとの認定資格が存在する。現時点では，教育・技術の専門家向け認定資格は米国とカナダ在住者のみが対象となっている。このBCIAの認定基準には，次のような入門者向けと経験者向けの2種類が存在している。

＜入門者用認定基準＞
Ⅰ．保健医療関連大学での学位（学士以上）取得（BCIAが認可している各領域）
　　A．バイオフィードバック＆ニューロフィードバック
　　　　a．心理，看護，理学療法，呼吸療法，作業療法，ソーシャルワーク，カウンセリング，リハビリテーション，カイロプラクティック，リクレーション療法，歯科衛生，認定医療助手，運動生理学，言語療法，スポーツ医学
　　　　b．医師，歯科医師
　　　　c．音楽療法，カウンセリング教育（修士の学位）
　　　　d．上記以外の保健医療関連資格については，認定資格委員会の審査が必要。
　　B．骨盤底筋機能不全バイオフィードバック
　　　　心理，医学，看護，理学療法，作業療法，認定医療助手

Ⅱ．バイオフィードバックの講義および実習（BCIA 認定ガイドラインに準拠）
    A．バイオフィードバック（48 時間）
    B．ニューロフィードバック（36 時間）
    C．骨盤底筋機能不全（24 時間）

Ⅲ．バイオフィードバックの実地訓練（メンターによる必要指導時間）
    A．バイオフィードバック（20 時間）
        a．自分自身のバイオフィードバック訓練（10 セッション）
        b．患者（クライアント）へのバイオフィードバック実践（50 セッション）
        c．症例検討会への症例呈示（10 例）
    B．ニューロフィードバック（25 時間）
        a．自分自身のニューロフィードバック訓練（10 セッション）
        b．患者（クライアント）へのニューロフィードバック（100 セッション）
        c．症例検討会への症例呈示（10 例）
    C．骨盤底筋機能不全バイオフィードバック（12 時間）
        a．実習または個人トレーニング（4 時間）
        a．患者（クライアント）への筋電図バイオフィードバック（30 セッション）
        b．症例検討会への症例呈示（10 例以上）

Ⅳ．解剖生理学単位の履修
        a．人体の解剖学，生理学，生物学について BCIA が認定する教育プログラムを受けるか，大学などの教育施設（遠隔教育も可）にて必要履修単位を取得。
        b．解剖生理学の指定図書（Human Anatomy & Physiology by Marieb and Hoehn, 7th ed.）を使用した自習の後，BCIA 指定の筆記試験に合格。

Ⅴ．保健医療関係の公的免許資格
        a．身体的心理的疾患を持つ患者が対象の場合は公的免許資格

が必要。
    b. 免許資格がない場合，患者を対象とするには有資格者のスーパーバイズが必要。
Ⅵ. 筆記試験
    認定ガイドライン（ブループリント）の中から出題（選択式問題）。

＜経験者用認定基準＞
Ⅰ. 入門者用認定基準と同じ
Ⅱ. 100時間以上の専門家向け教育プログラムへの参加
    認定ガイドラインに基づく教育カリキュラム（バイオフィードバック認定48時間，ニューロフィードバック36時間，骨盤底筋機能不全バイオフィードバック40時間）を含む，過去10年以内の100時間以上の専門家生涯教育認定講座に参加。
Ⅲ. 5年以上の患者へのバイオフィードバック臨床経験（必要な患者治療時間合計）
    a. バイオフィードバック認定（3,000時間）
    b. ニューロフィードバック認定（3,000時間）
    c. 骨盤底筋機能不全バイオフィードバック認定（2,000時間）
    d. 25時間以上のメンターによるスーパービジョン経験
Ⅳ. 入門者用認定基準と同じ
Ⅴ. 入門者用認定基準と同じ
Ⅵ. Ⅲの臨床経験を証明する他の専門家3名からの推薦状が必要
    3通の内，少なくとも1通はBCIA認定資格者による推薦状が望ましい。

　このように米国でバイオフィードバックが広く臨床応用されているのは，医師が治療法として病院でバイオフィードバックを行っているのではなく，保健医療関連の公的免許資格を持つ専門家が中心となり，精神生理学的介入方法としてバイオフィードバックを用いているからであ

る。臨床専門家向け認定資格の取得方法には，上記のように入門者用と経験者用の2種類があり，入門者は次のようなブループリントと呼ばれるガイドラインに沿った選択式の筆記試験に合格しなければならない。

2 BCIA認定ガイドライン（ブループリント）[7]

Ⅰ．バイオフィードバック認定（認定に必要な履修時間）
　A．バイオフィードバック入門（4時間）
　　　a．バイオフィードバックの定義
　　　b．バイオフィードバックの歴史
　　　c．フィードバック概念と生物学的制御システム
　　　d．バイオフィードバックに必要な学習理論の概観
　　　e．研究の方法論
　B．ストレス，ストレス対処，疾病（4時間）
　　　a．ストレスと疾病の生物心理社会モデル
　　　b．ストレスとなるライフイベントと疾病リスク
　　　c．ストレスに対する精神生理学的反応
　　　d．ストレスの心理社会的要因
　C．精神生理学的測定（8時間）
　　　a．バイオフィードバックで一般的に用いられる指標：表面筋電図，皮膚温，皮膚電気活動，心電図，心拍変動，呼吸，脳波
　　　b．アーチファクトの原因
　　　c．感電事象の危険性の確認と対策
　　　d．バイオフィードバックに必要な電気・電子工学の基本用語と概念（22単語）
　D．表面筋電図バイオフィードバック（8時間）
　　　a．骨格筋の解剖生理学：拮抗筋群と共働筋群
　　　b．中枢神経系：脳血管障害，脳性麻痺，脊髄損傷，末梢神経障害，慢性疼痛の各病態の神経解剖学，神経生理学，病理

　　　　学
　　c. 慢性の神経筋肉系疼痛
　　d. 一般的治療方法（評価・訓練方法など）
　　e. 神経筋肉系各疾患（緊張型頭痛，顎関節症，後頸部から上背部の疼痛，腰痛，尿・便失禁，脳血管障害や外傷による麻痺や硬直，職場での人間工学的応用）における表面筋電図バイオフィードバックの電極装着部位と治療プロトコル

E. **自律神経系バイオフィードバック（8時間）**
　　a. 自律神経系の解剖生理学
　　b. 精神生理学的概念
　　c. 自律神経系バイオフィードバックの方法
　　d. 自律神経系バイオフィードバックの適応疾患（片頭痛，レイノー氏病，高血圧，不整脈，過換気症候群）の病態生理，使用する生理信号と治療プロトコル

F. **脳波バイオフィードバック（4時間）**
　　a. 睡眠・覚醒，情動，疼痛，運動機能，高次機能などの重要な心理学的状態変化を理解するために必要な中枢神経系の解剖生理学
　　b. 脳波活動電位の神経解剖学
　　c. 各脳波パターンと行動との関係性（$\delta, \theta, \alpha,$ lowβ, highβ, SMR）
　　d. ADD，軽症頭蓋内外傷，薬物依存，てんかん，片頭痛，不眠，不安，感情障害における脳波バイオフィードバックの臨床応用（測定部位と脳波の種類）と効果
　　e. 脳波測定，脳波バイオフィードバックにおける併用薬物の影響

G. **付随する介入手段（8時間）**
　　a. インテーク面接
　　b. リラクセーション法：適応と禁忌
　　　漸進的筋弛緩法，自律訓練法，誘導イメージ法，催眠，瞑

    想
    c. 心理的介入技法：共感，ラポール，言語的非言語的コミュニケーション，プラシーボ効果の効果的な利用
    d. 認知的介入技法（認知療法）
    e. ストレス関連疾患に影響する栄養学的要因
    f. 気分，身体機能，症状に対する運動の効果
  H. プロフェッショナルとしての注意事項（4時間）
    a. 責任と権限
    b. クライアント（患者）の権利
    c. スーパービジョンとコンサルテーション
    d. プロフェッショナルとしての行動規範
    e. カルテ管理

II. ニューロフィードバック認定
  A. ニューロフィードバック入門（4時間）
    a. ニューロフィードバック（脳波バイオフィードバック）の定義
    b. ニューロフィードバックの歴史
    c. バイオフィードバックに必要な学習理論の概観
    d. ニューロフィードバックの基礎理論
  B. 神経生理学と神経解剖学の基礎（4時間）
    a. 神経生理学
    b. 神経解剖学
  C. ニューロフィードバック装置の使い方と電気・電子工学（8時間）
    a. 基本的専門用語とその概念
    b. 脳波の測定方法
    c. 測定信号の解析方法
  D. 研究（2時間）
    脳波バイオフィードバックを用いた，精神生理学的介入方法の

臨床効果判定に必要な評価手順や統計学的手法
- E. 精神薬理学（2 時間）
    a. 併用薬物の臨床症状への影響
    b. 併用薬物の脳波測定結果への影響
    c. 併用薬物の脳波バイオフィードバックへの影響
- F. 治療計画（12 時間）
    a. 治療と能力増進の相違，倫理的配慮
    b. インテーク面接
    c. 臨床応用手順／初期評価
    d. 治療途中の評価
    e. 治療プロトコル
- G. プロフェッショナルとしての注意事項（4 時間）
    a. 責任と権限
    b. クライアント（患者）の権利
    c. スーパービジョンとコンサルテーション
    d. プロフェッショナルとしての行動規範
    e. カルテ管理

Ⅲ. 骨盤底筋機能不全バイオフィードバック認定
- A. 応用精神生理学とバイオフィードバック（5 時間）
    a. バイオフィードバック入門
    b. 表面筋電図の測定方法
    c. バイオフィードバックと疼痛コントロール
    d. 神経筋肉系のリラクセーション訓練
- B. 骨盤底の解剖学，表面筋電図による評価と臨床介入手順（5.5 時間）
    a. 概論：対象疾患と行動療法的介入
    b. 骨盤底の解剖学
    c. 表面筋電図による骨盤底筋の評価
    d. 筋電図バイオフィードバック装置の使用方法

e．臨床応用の実際とその準備
　C．対象疾患：膀胱機能不全（4.5 時間）
　　　a．泌尿器の解剖生理学
　　　b．排尿障害の病態生理と検査法
　　　c．排尿障害の医学的治療法と行動療法
　D．対象疾患：消化管機能不全（4.5 時間）
　　　a．消化管の解剖生理学
　　　b．消化管機能障害の病態生理と検査法
　　　c．消化管機能障害の医学的治療法と行動療法
　E．対象疾患：慢性骨盤疼痛症候群（4.5 時間）
　　　a．慢性疼痛の病態生理学
　　　b．骨盤底由来慢性疼痛の病態生理学
　　　c．骨盤底由来慢性疼痛の医学的治療法と行動療法

　以上，臨床資格 BCIA 認定ガイドラインを紹介した。この内容から分かるように，現在米国で活躍している臨床心理士によるバイオフィードバック専門家は，心の専門家という立場ではなく，身体についても基本的な解剖生理学や病態生理学の知識を持ったうえで，心身相関を重視した心身医学（臨床精神生理学）の立場からバイオフィードバックを用いている。

　実際の業務形態としては，個人開業，クリニックや病院勤務，大学や個人の研究施設勤務などがあり，独立した職種として認知されている。料金体系は，個人開業の場合 1 セッション（1 時間）6 千円から 2 万円程度までとさまざまである。

2　統合医療におけるチーム医療

　明治維新以降，近代西洋医学が主にドイツから輸入されたが，当時は「自由開業医制度」という医療体制のもと医師のみが医業を行うことができる専門家であった。すなわち，昔ながらの日本の伝統的医療形態である町医者としての開業医が行う診療行為が医療であった。そのため当時の病院や診療所も「開業医の家」の延長線上にあり，そこでの医療行為も医師が絶大なる権限を持っていた。ところが戦後米国より導入された病院を中心とした医療制度では，医師だけでなく看護師，臨床検査技師，薬剤師，理学療法士，作業療法士，栄養士などの職種も医療の一員として関わるというチーム医療が行われるようになった[8]。しかし，当初日本にはその病院システムだけが導入され，医療は他職種も含めたチームで行うものという基本理念は取り入れられず，それまでの「医師が中心の診療行為が医療である」という日本的概念のもとに運営されてきたのである。現在でも，他職種は医師の指示のもとにそれぞれの専門性に基づく診療補助行為を行うと見なされており，各職種間の対等なディスカッションやコミュニケーションはあまり行われていないのが現状である。このような現在の病院内でのチーム医療以外に，近年「患者中心医療」という視点から，米国を中心に統合医療的チーム医療が試みられるようになってきている。これは，人を mind（心）と body（体）と spirit（霊性）をあわせ持ったホリスティックな全体的存在としてとらえ，家族や会社など社会との関わりや環境による影響も考慮しながら，その患者自身にとって何が必要かという視点から，心理専門家や宗教家や代替医療専門家なども含めたさまざまな職種が関わっていくホリスティックチーム医療とでも言うべき概念である[9]。臨床バイオフィードバック専門家も，この統合医療的チーム医療の一員として関わることで，独立した専門職として社会的活動が可能になると考えている。次に日本における臨床バイオフィードバック専門職の可能性について述べてみたい。

3 日本における臨床バイオフィードバックの可能性

　従来の医療システムの中では，臨床心理士やカウンセラーは心身二元論の枠組の中で心の健康や病気を専門としている。ところが，臨床バイオフィードバックのように心身一元論または二元論における心身相関を重視した精神生理学の枠組での専門家は，心だけでなく身体の状態をも同時に考慮しながらケアしなければならない。この点が，従来の心理専門家との大きな違いであり，そのためには解剖生理学などの基礎医学と心身医学についての知識が必要不可欠となる。この条件を満たすために，米国では解剖生理学などの基礎医学の単位を取得することが要求されているのである。おそらく日本においても，この点について解決しておかなければ，今後臨床現場でのバイオフィードバックの広がりは期待できない。そのための新しい教育システムをどのようにして構築していくかが今後の課題となる。

　現在の日本の医療体制を考慮すると，次の3通りの可能性が考えられる。まず1番目は，臨床心理士などの心理専門家が，既存の大学や各種専門学校などで基礎医学や心身医学について必要時間を履修する場合である。どのくらいの時間数が妥当なのかは今後検討していく必要があるが，目安として解剖生理学については看護師と同等の60時間程度は必要と思われる。さらに心身相関に基づく病態理解についても心身医学や行動医学として10〜30時間は履修しておくことが望まれる。2番目としては，看護師や理学療法士や心身医学や行動医学を専門としない医師などの医療専門家が臨床現場でバイオフィードバックを使う場合である。この場合，解剖生理学はすでに履修しているので，心身医学や行動医学と基本的なカウンセリング技術が必須単位となる。一般的な講義形式だけでなくロールプレイなども含めた実践的内容も必要と考えられる。3番目が，CAM専門家がバイオフィードバックを行う場合である。この場合は，それぞれの専門領域の資格取得過程で不足している基礎医学や心身医学，行動医学などの必要時間を履修する。実際問題とし

てCAMには多種多様な療法が含まれているため，それぞれについて個別に検討していく必要があろう。

　以上のような臨床バイオフィードバックセラピストにとっての必要条件を満たしたうえで，学会や認定団体が設定したガイドラインに沿ったバイオフィードバックの臨床精神生理学的用い方についての教育カリキュラムを受講し，必要に応じて認定試験を受けるというシステムが考えられる。このような中で，バイオフィードバックの実際の臨床場面での使い方についてスーパーバイズを受けながら習得していくことになる。教育カリキュラムについては，学会主催の講習会のほか，大学，大学院，専門学校，一般セミナーなどでも，認定ガイドラインに沿った内容であれば受講して単位として認定する。

　上記のような条件を満たす専門的トレーニングを受けた臨床バイオフィードバックセラピストを養成することができるかどうかが，バイオフィードバックを用いた統合医療的チーム医療を行ううえで重要な鍵となる。このような厳しい条件が必要とされるのは，通常の日本におけるチーム医療のように医師の指示のもとに医療行為に参加するのとは異なり，統合医療においては各専門家がそれぞれの専門性を最大限に発揮するプロフェッショナリズムに基づく関わりが要求されるからである。患者にとって必要な援助をどのような形で行っていくかということについて，各専門領域の立場から医師と対等にディスカッションしながら関わっていく統合医療においては，上述したような必要最低限の医学的知識が共通言語としても重要な位置を占めるのである[10]。

参考文献

1) National Center for Complementary and Alternative Medicine（NCCAM）http : //nccam.nih.gov
2) 渥美和彦：統合医療の理念. 日本統合医療学会編：統合医療 基礎と臨床 2-10. 日本統合医療学会，東京，2005.
3) 竹林直紀，中井吉英：もう一つの心身医療〜米国での Integrative Medicine（統合医療）の動き〜．心身医学 45（7）: 495-503, 2005.
4) Wetzel MS, Eisenberg DM, Kapchuck TJ : Courses involving complementary and alternative medicine at US medical schools. JAMA 280 : 784-787, 1998.
5) Whitcomb M : The general professional education of the physician : is four years enough time? Acad Med 77（9）: 845-846, 2002.
6) Association for Applied Psychophysiology and Biofeedback（AAPB）http : //www.aapb.org
7) Biofeedback Certification International Alliance（BCIA）http : //www.bcia.org
8) 細田満和子：チーム医療とは何か？ 鷹野和美編著：チーム医療論. 医歯薬出版, 1-10, 東京，2002.
9) Lee R, Kligler B, Shiflett S : Integrative Medicine : Basic Principles ; Integrative Medicine ; Principles for Practice, McGraw-Hill, 3-23, New York, 2004.
10) 竹林直紀：チーム医療とバイオフィードバック—臨床バイオフィードバックセラピストの提言—，バイオフィードバック研究 34 : 19-25, 2007.

おわりに

　近年，心理臨床の世界でマインドフルネスという言葉が注目されるようになっている。マインドフルネス（Mindfulness）とは，東南アジアの上座部仏教の修行法であるヴィパッサナー瞑想や日本の坐禅などで強調される「今ここ（Here and Now）」に意識を集中させ，自己の状態をあるがままに受け止めることを示している。1960年代から始まったニューエイジムーブメントの中で東洋への関心が高まり，米国で当時流行っていた超越瞑想（transcendental meditation：TM）とともにマインドフルネス瞑想も自己洞察の手法として広がっていった。1970年代には，TMの精神生理学的研究がハーバード大学やカリフォルニア大学で進められ，瞑想により心拍数，呼吸数，代謝率の低下などのさまざまな生理反応が確かめられた。その後，TMは神秘体験など宗教的側面が強かったため医療の世界の中に直接取り込まれることはなかったが，ハーバード大学のベンソン博士により「リラクセーション反応」というより一般化された心身のセルフコントロール技法として再構成されることとなった。また，瞑想の精神生理学的研究を続けていく中で，オペラント条件づけなどの学習理論を基に，自らの生理反応を測定機器などの道具を使い自己制御する試みが行われ，バイオフィードバックという西洋科学的瞑想法とでも言うべき手法も広がっていった。

　一方，マインドフルネス瞑想は，マサチューセッツ大学のジョン・カバットジン博士により，宗教色を除外したストレス対処法として，8週間のプログラム「マインドフルネスに基づくストレス緩和プログラム（Mindfulness-Based Stress Reduction Program）」としてまとめられ，1999年の時点で欧米を中心として世界各国の240カ所以上の医療施設などで健康増進法として広く行われるようになっている。臨床研究も多く，慢性疼痛，高血圧，線維筋痛症，がん，頭痛，気管支喘息，虚血性心疾患，糖尿病，うつ病，不安障害，睡眠障害など多くの疾患に対して症状の軽減が認められている。また，心理療法の中にも取り入れられるよう

になり，マインドフルネス認知療法，弁証法的行動療法，アクセプタンス＆コミットメントセラピーなどにおいて，マインドフルネスの概念が応用されている。このように，第三世代の認知行動療法とも言われるマインドフルネスを用いたさまざまなアプローチが試みられているが，バイオフィードバックも今この瞬間の自分自身の生理機能の変化に意識を向けるという点で，マインドフルネスと共通した部分があると考える。

　過去から現在，そして未来へと流れる時間軸の中で，人は今現在という瞬間に生きているということをつい忘れてしまう。とくに現代社会は変化のスピードが速すぎるため，動物としての人間はその変化についていくことができず，過去と現在と未来が意識の中で混在するようになってきた。これまでは，そのときそのときの自然環境に適応するべく働いてきた自律神経系，内分泌系，免疫系といった身体機能は，今や人間自らがつくり出した「文明環境」に適応させなければならない状況に陥ってしまい，さまざまな心身の症状や病気が引き起こされている。このことを理解しておかないと，適応困難となった結果としての身体内の変調のみをミクロ的視点から修正しようとしても，一時的な変化で終わり，すぐに元の状態に戻ってしまう。本来，「今ここ」といった現実世界の情報のフィードバックで自己制御されてきた身体機能が，過去や未来を意識し過ぎることで，現実には存在していない脳内の仮想世界の情報によるフィードバックがかかり，さまざまな不適切な生理反応が起こっている。マインドフルネス瞑想による「今ここ」に意識を向けるトレーニングでさまざまな症状や病気を改善し，より健康な状態を維持するということは，五感による現実世界のフィードバック・システムを回復することにほかならないのである。

　バイオフィードバックという手法は，意識を本来の場所である「今ここ」に向けさせ，自分のこころと身体のつながりを回復させるために非常に有用なツールである。しかし，日常生活が自然環境からかけ離れた文明環境の中にある限り，その効果は一時的なもので終わってしまう。人類が文明環境に適応するべく進化するには，まだまだ時間がかかるであろう。今現在の我々にできることは，自然環境のリズムの中に戻って

いくことにより，本来の動物としての身体機能を回復することではないかと考える。バイオフィードバックの臨床応用を考えた場合，装置を使ったフィードバックトレーニングが果たす役割はその効果のごく一部に過ぎない。人間の存在を周囲との環境から切り離して考える closed system（閉鎖系）という近代西洋医学と同じ考え方を取っている限り，バイオフィードバックが広がっていくことは困難である。人が本来の自分自身とのつながりを回復することで，他の人々や社会や自然とのつながりを取り戻し，本来の健康な状態に戻っていくという open system（開放系）という視点から考えることで，バイオフィードバックは今後大きな役割を担うことができるであろう。

　人類は地球上の多様な生態環境の中の一部に過ぎない。20世紀の医学は人間中心の医学として発展してきた。すなわち，人だけの健康と病気をミクロ的視点から探求してきたと言える。しかし現実世界においては，人類は地球という環境の中で生かされてきた一生物種に過ぎない。他の生態系とのバランスを維持することでのみ地球上での存在を許される。20世紀当初，約15億人だった世界の人口は，21世紀になった現在約70億人にまで膨れあがっている。わずか100年で4.5倍以上にまで増加した人類という種族は，地球環境を未だかつてないスピードで変えつつある。そのため，人類も含めた全ての生物種は，これまでの長い時間軸スケールの中でのゆっくりとした変化ではなく，急激な変化を伴う文明環境への適応を余儀なくされている。自然環境との調和の中で生きることを忘れてしまった人類にとって，「今ここ」に意識を向けることの重要性は，人間の健康にとどまらず地球環境の健康回復にもつながっていくものと考える。

　21世紀は地球規模のバイオフィードバックが必要ではないであろうか。人間中心の bio-feedback だけでなく，地球中心の biosphere-feedback システムも認めた『ガイア・メディスン』とでも言うべき新しい医療を考えていくことが，その住人である人間に求められているのである。

竹林直紀

[資料]

＜バイオフィードバック関連団体＞
1) 日本バイオフィードバック学会（http://www.jsbr.jp）
2) AAPB : Association for Applied Psychophysiology and Biofeedback
（http://www.aapb.org）
3) BCIA : Biofeedback Certification International Alliance
（http://www.bcia.org）
4) ISNR : International Society for Neurofeedback & Research
（http://isnr.org）
5) BFE : Biofeedback Foundation of Europe
（http://www.bfe.org）

＜バイオフィードバック機器製造メーカー＞
1) Thought Technology Ltd.（http://www.thoughttech.com）
2) Mind Media B.V.（http://www.mindmedia.nl/english/index.php）
3) J&J Engineering（http://www.jjengineering.com）
4) BrainMaster Technologies, Inc.（http://www.brainmaster.com）
5) HeartMath LLC（http://www.heartmathstore.com）
6) Helicor Inc.（http://stresseraser.com）
7) InterCure Ltd.（http://www.resperate.com）

バイオフィードバック機器について詳しい情報を知りたい方は，アイ・プロジェクト統合医療研究所へお問い合わせください。

アイ・プロジェクト統合医療研究所
TEL 06-6115-5593　E-mail : natural@i-hi-med.com

欧文索引

AAPB	82
ADD	86
alexisomia	61
alexithymia	60
Association for Applied Psychophysiology and Biofeedback	82
BCIA	82
BCIA 認定ガイドライン	85, 89
Biofeedback Certification Institute of America	82
Biofeedback Certification International Alliance	82
biomedical model	2
biopsychosocial model	2
blood volume pulse	37
Body Awareness Biofeedback	53
BVP	37
CAM	iii, 81
Clinical Psychophysiologist	6
closed system	3, 96
Complementary and Alternative Medicine	iii, 81
ECG	38
EDA	35
EEG	40
electrocardiogram	38
electrodermal actvity	35
electroencephalogram	40
EMG	18
general feedback	40
heart rate variability	38, 39
HRV	38, 39
Integrative Medicine	iii
mind-body medicine	81
Mindfulness-Based Stress Reduction Program	94
National Center for Complementary and Alternative Medicine	iii
NCCAM	iii
neurofeedback	40
open system	3, 96
peak performance	25
POMS	48, 50
Profile of Mood States	48
PSP	46
Psychophysiological Stress Profile	46
RESP	38
respiration	38
respiratory sinus arrhythmia	39
RSA	39
SAD	26
SEMG	33
skin temperature	36
social anxiety disorder	26
somatosensory amplification	55, 61
surface electromyogram	33
TEMP	36
TM	94
transcendental meditation	94

和文索引

あ行

アクセプタンス＆コミットメントセラピー　　95
アレキシサイミア　　28, 45, 60
アレキシソミア　　28, 45, 61

胃潰瘍　　27
一般システム理論　　3
医療モデル　　4

ヴィパッサナー瞑想　　94
うつ病　　94

エンコーダー　　29

応用精神生理学　　5, 6
音楽療法　　82

か行

ガイア・メディスン　　96
開放系（open system）　　96
開放システム　　3
カイロプラクティック　　82
カウンセリング　　82
過換気症候群　　86
顎関節症　　53, 86
学習理論　　9
過剰適応　　46
がん　　94
関係性，システム論的観点　　4

看護　　82
看護師　　91
患者中心医療　　8, 81
感情障害　　86
間接法，バイオフィードバックの使い方　　18, 44
漢方　　81

気管支喘息　　94
機能性ディスペプシア　　43
気分調査票　　48
逆U字型理論　　17
吸息　　69
胸式呼吸　　68
虚血性心疾患　　94
筋緊張　　41
筋弛緩　　67
筋弛緩法　　7
緊張型頭痛　　86
筋電位　　7, 41
筋電図　　33
筋電図バイオフィードバック　　27, 34
筋電図バイオフィードバック装置　　88

軽症頭蓋内外傷　　86
痙攣性発声障害　　56
健康　　11
健康行動　　15, 19
健康増進行動　　15
言語療法　　82

交感神経	16
高血圧	86, 94
行動医学	iv
行動変容	45
行動療法	9
更年期障害	27
呼吸	7, 33, 38
呼吸バイオフィードバック	18
呼吸法	7, 68
呼吸療法	82
国立補完代替医療センター	iii
呼息	69
骨盤底筋機能不全	83
骨盤底筋機能不全バイオフィードバック	82
骨盤底筋機能不全バイオフィードバック認定	88
コミュニケーションスキル	5

さ行

サーミスタ	29
催眠	81
作業療法	82
坐禅	94
歯科衛生	82
自覚的スコア	48
自己効力感	18, 19, 29, 58
自己制御	6, 8
システム論	3
自然環境	96
失感情症	28, 45
失体感症	28, 45
斜頸	26
社交不安障害	26

消化管機能不全	89
書痙	26
自律訓練法	iii, 7, 37, 42, 69
自律神経系バイオフィードバック	86
自律神経失調症	27
自律反応	iv
鍼灸	81
神経筋肉系疼痛	86
神経生理学	87
心身医学	91
心身医学療法	iii
心身一元論	91
心身一如	24
心身医療	81
心身症	26, 27, 42, 53
心身相関	iii, 7, 25, 28
心身二元論	iv, 2
心電図	7, 33, 38
心拍バイオフィードバック	18
心拍変動	33, 38
心理	82
心理療法	81
随意的コントロール	9
睡眠障害	94
スーパービジョン	87, 88
スキンコンダクタンス	35
スキンコンダクタンスレベル	33, 49
スキンコンダクタンス反応	33, 35
頭痛	94
ストレス	85
ストレス関連疾患	7
ストレス対処	85
ストレス反応	iv
ストレス負荷	7

ストレスプロファイル	7, 46, 76
スポーツ医学	82
生活習慣病	7, 12
精神生理学的の手法	6
精神生理学的身体反応	4
精神生理学的測定	85
生態環境	96
生物医学モデル	2
生物心理社会モデル	2
生理指標	7
脊髄損傷	85
セルフ・エフィカシー	29, 58
セルフケア	15, 77
セルフケア導入	7
セルフコントロール	7, 8, 58, 67, 77
セルフレギュレーション	6
線維筋痛症	26, 94
漸進的筋弛緩法	42, 71, 86
ソーシャルワーク	82

た行

ターミナル対処行動	15
ダイナミックフローストレッチ	72, 73, 77
ダイナミックリラクセーション	75
多チャンネル測定装置	7
地球環境	96
治癒系指向	8
超越瞑想	94
直接法, バイオフィードバックの使い方	18, 44
治療関係	3

てんかん	86
電極装着部位	86
統合医療	iii, 81
統合医療教育	81
統合医療的チーム医療	90
疼痛行動	41
糖尿病	94
東洋医学	81
特異的 SCR	35

な行

ニューロフィードバック	82, 83
ニューロフィードバック認定	87
尿・便失禁	86
認知行動療法	9
認知療法	9
認定ガイドライン	84
脳血管障害	85
脳性麻痺	85
脳波	7, 33, 40
脳波測定	86
脳波バイオフィードバック	86, 87

は行

バイオフィードバック	iii, 17, 22, 54
バイオフィードバック認定	85
バイオフィードバック認定国際機構	82
排尿障害	89
パニック障害	26, 38
半健康人	11
ピークパフォーマンス	6
非特異的 SCR	35

皮膚温	33, 36
皮膚電気活動	7, 33, 35
病気回復行動	15
病気対処行動	15
表面筋電図	33
表面筋電図バイオフィードバック	85, 86
不安障害	38, 94
腹式呼吸	68
不整脈	86
復帰行動	15
不眠	86
プラシーボ効果	3
ブループリント	84, 85
米国バイオフィードバック認定協会	82
閉鎖系（closed system）	3, 96
ヘルスプロモーション	15, 16, 25
弁証法的行動療法	95
片頭痛	86
膀胱機能不全	89
補完・代替医療	iii, 81
ポリグラフ	35
ホリスティックチーム医療	90

ま行

マインドフルネス	94
マインドフルネス認知療法	95
マインドフルネス瞑想	94
末梢神経障害	85
末梢皮膚温	7
慢性骨盤疼痛症候群	89

慢性疼痛	85, 94
慢性疼痛症候群	26
身（み）	24
瞑想	7, 81

や行

薬物依存	86
誘導イメージ法	86
容積脈波	7, 33, 37
要素還元主義的，従来の医療	4
腰痛	86
ヨーガ	81
予防行動	15
鎧	35

ら行

理学療法	82
理学療法士	91
リクレーション療法	82
リハビリテーション	82
リラクセーション反応	iv, 94
リラクセーション法	iii, 66
臨床研究	5
臨床精神生理学	5, 6, 92
臨床バイオフィードバック	6
臨床バイオフィードバックセラピスト	8, 92
臨床バイオフィードバック併用法	74
レイノー氏病	86

[著者略歴]

＊竹林　直紀　（たけばやし　なおき）

1986年	愛知医科大学卒業
2011年現在	アイ・プロジェクト統合医療研究所所長／ナチュラル心療内科クリニック院長／関西医科大学心療内科学講座非常勤講師
専　　門	：心身医学，統合医療，応用精神生理学，バイオフィードバック
活動・資格	：日本心身医学会認定「心療内科」専門医，日本統合医療学会代議員，Biofeedback Certification International Alliance（BCIA）認定バイオフィードバックセラピスト，日本バイオフィードバック学会理事

＊神原　憲治　（かんばら　けんじ）

1997年	岐阜大学医学部卒業
2011年現在	関西医科大学心療内科学講座助教，研究室長／京都ノートルダム女子大学客員准教授（大学院心理学研究科）
専　　門	：心身医学，応用精神生理学，身体論
活動・資格	：医学博士，日本心身医学会評議員，日本心身医学会認定心身医療「内科」専門医，日本バイオフィードバック学会理事

＊志田　有子　（しだ　ゆうこ）

2006年	関西医科大学大学院医学研究科博士課程修了（心療内科学）
2011年現在	関西医科大学心療内科学講座研究員，梅花女子大学現代人間学部非常勤講師ほか
専　　門	：応用精神生理学，身体心理学，心身医学
活動・資格	：医学博士，認定バイオフィードバック技能師，指導健康心理士ほか

補完・代替医療　バイオフィードバックとリラクセーション法

2011 年 3 月 25 日　第 1 版第 1 刷発行

編　著	竹林直紀　Takebayashi Naoki
発行者	市井輝和
発行所	株式会社金芳堂
	〒606-8425　京都市左京区鹿ヶ谷西寺ノ前町 34 番地
	振替　01030-1-15605
	電話　075-751-1111　(代)
	http : //www.kinpodo-pub.co.jp/
印刷所	亜細亜印刷株式会社
製本所	株式会社兼文堂

Ⓒ竹林直紀，2011
落丁・乱丁本は直接小社へお送りください．お取替え致します．

Printed in Japan
ISBN978-4-7653-1468-8

・**JCOPY** ＜(社)出版者著作権管理機構 委託出版物＞
本書の無断複写は著作権法上での例外を除き禁じられています．複写される場合は，そのつど事前に，(社)出版者著作権管理機構(電話 03-3513-6969，FAX 03-3513-6979，e-mail : info@jcopy.or.jp)の許諾を得てください．

●本書のコピー，スキャン，デジタル化等の無断複製は著作権法上での例外を除き禁じられています．本書を代行業者等の第三者に依頼してスキャンやデジタル化することは，たとえ個人や家庭内の利用でも著作権法違反です．

実践ワークブック
新しい認知行動療法
健康に生きるための18の秘訣

日本語版監修　竹林直紀　　訳・改編　六浦裕美

18の練習を通して，自己への気づきを深め，こころと体の癒しを目指すワークブック。ストレス対処能力を身につけ，日々の暮らしをいきいきと豊かに送りたい人のために。

B5判・247頁　定価2,940円（本体2,800円＋税5%）
ISBN978-4-7653-1452-7

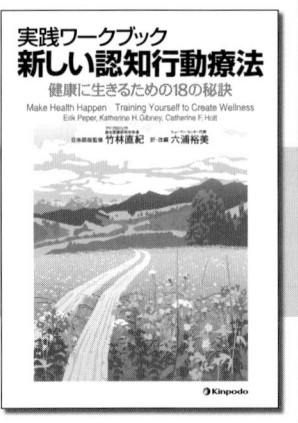

筋電図 バイオフィードバック療法

監修　エリック・ペパー　　編集　辻下守弘・中川朋　B5判・143頁　定価3,150円

金芳堂 刊

◆小型簡易温度計引き換え券について

　小型簡易温度計ご希望の方は，カバー袖の『小型簡易温度計引き換え券』を官製ハガキに貼付のうえ，お名前，ご住所，電話番号を明記して下記あてにお送り下さい。

【送り先】　〒570-0075
　　　　　大阪府守口市紅屋町7-10　フレール中野502号
　　　　　アイ・プロジェクト統合医療研究所
　　　　　http://www.i-hi.med.com/
　　　　　E-mail: natural@i-hi.med.com
　　　　　TEL 06-6115-5593

＊諸般の事情により小型簡易温度計はお送りできなくなる場合があります。お申込みはお早めにお願いします。